AF357596

DES MALADIES DES CRÉOLES EN EUROPE,

AVEC LA MANIERE DE LES TRAITER,

ET

Des observations sur celles des Gens de Mer, & sur quelques autres plus fréquemment observées dans les climats chauds.

Par J. J. DE GARDANNE, Docteur - Régent de la Faculté, Médecin de Montpellier, Censeur Royal, Associé & Correspondant des Académies & Sociétés Royales de Nancy, de Dijon, de Montpellier & de Marseille.

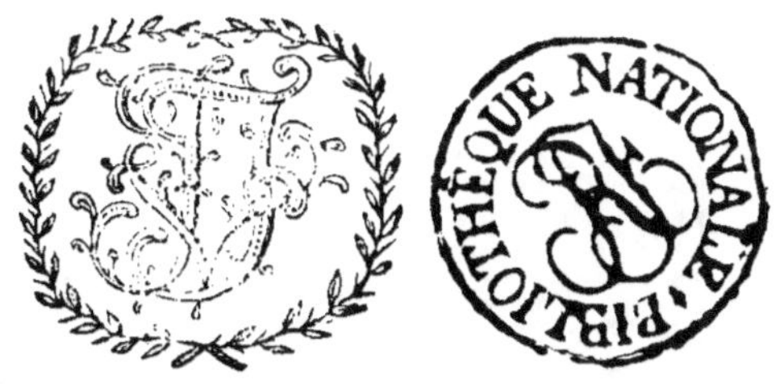

A PARIS,

Chez **VALADE**, Imprimeur - Libraire, rue des Noyers.

M. DCC. LXXXIV.

AVEC APPROBATION ET PERMISSION.

A MONSEIGNEUR

LE MARÉCHAL

DE CASTRIES,

MINISTRE DE LA MARINE.

MONSEIGNEUR,

L'Ouvrage qui réunit aux recherches sur le traitement des Maladies des Créoles en Europe, des observations sur celles qui font les plus communes dans les deux Indes , ou qui attaquent les Gens de Mer dans les longs voyages , a d'autant plus de droit à votre protection , que fon objet eft de conferver la fanté de la portion des Sujets du Roi, fpécialement attachée au département de la Marine : c'eft en l'envifageant de cette maniere , que j'ai ofé vous l'offrir ; daignez en accepter l'hommage comme un tribut que tout Citoyen doit à la fageffe de vos vues, & au patriotifme de vos opérations.

Je fuis avec refpect,

MONSEIGNEUR,

Votre très-humble & très-obéiffant ferviteur,
DE GARDANNE.

AVERTISSEMENT.

J'AVOIS consulté les Auteurs qui ont écrit sur les Maladies des Habitans des deux Indes, lorsque je conçus le plan de cet Ouvrage ; mais l'expérience me manquoit encore , & quoique j'eusse déja pris soin de la santé de quelques Créoles, j'étois encore loin de posséder les nombreuses observations que m'a fourni la pratique , depuis qu'établi dans cette Capitale, j'ai eu des occasions plus fréquentes de les connoître & de les suivre dans leurs diverses affections. C'est d'après ces faits multipliés que je me détermine à les mettre au jour, afin que les Habitans des climats chauds qui passeront en Europe , soient instruits des moyens de se garantir des effets de la traversée , & du changement de température , & que les personnes de l'art, auxquelles ils s'adresseront, connoissant mieux leur tempérament , puissent les soigner avec plus d'avantage.

Quoique ce soit là l'objet principal de mes recherches, ceux qui passent les mers y trouveront encore des conseils particuliers sur la maniere de se conduire pendant leurs voyages, & même en arrivant dans les pays situés entre les deux Tropiques.

Je me suis également permis des réflexions sur quelques Maladies observées plus communément dans les climats chauds ; mais on ne doit regarder ce premier travail que comme le préliminaire d'un plus grand ouvrage sur l'histoire de celles qui regnent le plus communément dans les contrées brûlantes, dont les matériaux déja rassemblés, ont mérité l'attention du Gouvernement.

Sans doute on ne s'attend pas à voir les Créoles sujets dans nos climats à des Maladies bien particulieres ; il seroit en effet extraordinaire qu'un ciel aussi doux que le nôtre, pût nuire essentiellement aux hommes placés auparavant sous une zône brûlante, sur-tout lorsqu'il est reconnu que les Créoles viennent en Europe pour y rétablir leur santé, & que les Européens qui sont long-tems malades dans les pays chauds, n'ont pas de meilleur parti à prendre que de regagner leur patrie, quand les forces leur permettent encore de le tenter.

Auſſi mon but n'eſt-il que de déterminer mieux qu'on ne l'a fait juſqu'à préſent, la nature de leur tempérament, d'examiner juſqu'à quel point le changement de climat exige des précautions de leur part ; de ſavoir ſurtout ſi les Maladies qu'ils apportent en Europe, ou celles qu'ils y contractent, méritent une attention particuliere.

Les premiers Voyageurs ont obſervé que les peuples du Nord, entraînés par la paſſion des richeſſes, à la ſuite des Eſpagnols & des Portugais, réſiſtoient beaucoup moins que ces derniers à la chaleur exceſſive qui s'y fait ſentir. Il a été également reconnu, que plus les contrées d'où ces peuples ſortoient, étoient voiſines du pôle, moins ils pouvoient ſoutenir les effets de celles du midi, comme on a vu dans un voyage fait tout récemment dans les Indes orientales, ſur un vaiſſeau armé à Livourne, les Italiens ſupporter mieux la traverſée & l'acclimatement.

L'on peut donc ſuppoſer avec vraiſemblance, que ceux qui paſſent du midi au ſeptentrion, doivent éprouver des révolutions ſenſibles, en ſens contraire ; c'eſt l'avis de tous les Auteurs qui se sont occupés de ce genre de Médecine. Suivant Rouppe & Desperrieres, les Matelots qui, des pays méridionaux abordent dans des pays froids, sont exposés à des rhumatismes, à des diarrhées, à la pleurésie, à la peripneumonie. Il en est du changement de climat, pour les Voyageurs, comme du changement des saisons, & des variations journalieres du ciel pour tous les hommes; si les exemples de ces derniers accidens nous paroissent moins fréquens, c'est qu'en général on passe dans le Nord d'une maniere moins rapide & presque toujours graduée, que l'on supporte aussi plus aisément le froid que le chaud, qu'enfin, le commerce y conduit rarement les Indiens, ou plus rarement encore la fortune y appelle les hommes; tandis que toutes les vues des Européens sont dirigées vers ces régions fécondes, dans lesquelles, en peu d'années, l'Industrie & le travail peuvent enrichir le plus indigent.

Cette vérité sera, je crois, portée jusqu'à l'évidence dans cet Ouvrage; on y verra jusqu'à quel point les Créoles irritables &

bilieux font affectés par la mutation d'atmofphere ; combien ils ont befoin de fe précau-
tionner contre les caufes de Maladies que
leur infouciance leur prépare, comment enfin, en les traitant, on doit avoir égard à
leur tempérament primitif, qui, femblable à
l'accent de province, les fuit par-tout, &
les décele même dans les affections les plus
compliquées.

Pour mettre quelque ordre dans ce travail,
j'ai commencé par expofer le tempérament
des Créoles ; delà je les ai fuivis dans leur traverfée jufqu'en Europe, au milieu des caufes
de Maladies qui affectent fi fouvent les Marins,
& fur lefquelles je me fuis permis, en paffant,
quelques obfervations qui m'ont paru affez
importantes.

J'y ai rendu avec autant de juftice que de
fatisfaction, le tribut d'éloge dù aux travaux
de M. Poiffonnier & de M. Defperrieres, fon
frere ; & fi quelquefois j'ai paru m'écarter de
leurs principes fur la nature & le traitement
de certaines Maladies de Gens de mer, je l'ai

fait avec les égards dûs à leurs lumieres &
à leur zele.

L'arrivée & le séjour des Créoles en France,
m'a particulierement occupé ; c'étoit le but
principal de mon ouvrage ; je m'y suis étendu
sur leurs maladies, principalement sur l'affection dartreuse, à laquelle plusieurs d'entr'eux
font sujets, & qui les menace tous. Je desire
qu'ils se pénétrent de mes conseils, sur la maniere de vivre, & contre la facilité avec
laquelle ils prennent des médicamens de toute
espece; j'ose les assurer que c'est après avoir
étudié avec attention leur tempérament, que
je me suis permis de les éclairer sur les moyens
de santé qu'ils avoient à suivre : peu de remedes, beaucoup de lavages & de bains,
sur-tout de la dissipation modérée, voilà qu'elle
doit être leur médecine. Une fibre irascible, &
des humeurs faciles à s'enflammer, n'en exigent pas d'autre, nonobstant ce qu'en peuvent
dire les distributeurs de remedes secrets, &
ceux qui les aiment.

Les Notes qui terminent cet Ouvrage,

tendent à combattre d'autres préjugés non moins nuisibles aux Créoles , mais qui les regardent plus particuliérement dans leurs climats. C'est un essai que j'ai voulu faire du jugement des personnes instruites dans ce genre de médecine ; leurs éloges & leur critique me feront également utiles, soit en m'encourageant dans mon entreprise , soit en en rectifiant le projet.

Né dans un port de mer , & naturellement initié à la connoissance de l'art du Navigateur , tant par un long séjour dans les places maritimes , que par l'habitude de vivre au milieu des personnes qui ont embrassé cet état , je n'ai rien négligé d'ailleurs pour m'instruire à fond de ce qui pouvoit avoir rapport à mon sujet , soit en méditant les Auteurs qui m'ont devancé dans la carriere , soit par des conférences assidues avec des personnes très-éclairées sur ce sujet.

J'invite les Créoles à suivre les conseils que je leur donne dans cet Ouvrage , & sur-tout

à ne fe laiffer féduire ni par les promeffes faf-
tueufes des Charlatans, ni par les éloges pom-
peux qu'en font ceux qui les protegent. Les
grandes Villes fourmillent de ces êtres méprif-
fables, nés pour le malheur de l'humanité,
qui n'ayant que l'intérêt pour guide, s'inge-
rent d'y exercer la Médecine fans avoir fait
aucune preuve publique de leurs connoiffances
& de leurs talens, ou qui y débitent impunément
des préparations fecrettes defquelles ils ignorent
eux-mêmes la propriété, & dont le moindre
inconvénient eft de fufpendre l'adminiftration
de fecours plus utiles, fi toutefois des effets
meurtriers n'accélerent les jours du malade.
Que de reproches n'ont pas à fe faire ceux qui
ne fe défiant point affez d'un faux zele,
propofent officieufement de pareilles gens ; &
combien ne font pas puniffables ces êtres in-
fidieux, qui, à la faveur de la figure, & d'un
peu de jargon, ofent exercer un art qu'ils
ignorent, & fe jouer ainfi de la facilité avec
laquelle les Citoyens leur confient leur fanté !
Il importe d'autant plus aux Créoles de connoître ces peftes publiques & l'abus qui ré-

fulte de leur tolérance , qu'il en eft dans ce
cas d'une réputation ufurpée & paffagere ,
comme de modes , & qu'un étranger , toujours
avide des ufages & des nouveautés , ne fe
méfie point affez de tout ce qu'on lui raconte
de merveilleux à ce fu,et.

TABLE GÉNÉRALE
DES MATIERES.

Fin de la Table.

FAUTES A CORRIGER.

PAGE 1 , ligne 9 , dans les deux Indes, *lisez* dans les pays situés entre les deux Tropiques.

Page 19 , ligne 19 , confondu, *lisez* confondue.

Page 21 , ligne 5 , du l'effet , *lisez* de l'effet.

Page 47 , ligne 15 , Lind , prétend que le défaut de végétaux , qui en est le principal défenteur , *lisez* Lind qui en est le principal défenseur , prétend que le défaut de végétaux.

Ibid. ligne 23 , avança , *lisez* avance.

Page 49 , ligne 20 , en sure , *lisez* éprouve.

Page 61 , ligne 2 , dans les , *supprimez* dans.

Page 67 , ligne 17 , acidulée , *lisez* acidule.

Page 76 , ligne 11 , subsistantes , *lisez* combinantes.

Page 87 , ligne 17 , jusqu'alors, *lisez* jusques là.

Page 93 , ligne 20 , en être délivrés , *lisez* être délivrées de leurs douleurs.

Page 94 , ligne 6 , répercussion , *lisez* reflux.

Page 99 , ligne 2 , en France , *lisez* en Europe.

Page 107 , ligne 26 , forts , *lisez* forts.

Page 109 , ligne 24 , dégagement , *lisez* dégorgement.

Page 110 , ligne 9 , propriété , *ajoutez* apéritive.

Page 118 , ligne 26 , déterfée , *lisez* détergée.

Page 136 , ligne 19 , elles , *lisez* ces parties.

Page 141 , ligne 1 , scabareus *lisez* scarabeus.

Page 143 , ligne 8 , en faveur , *supprimez* en faveur de.

Page 174 , ligne 17 , tellement la , *lisez* tellement les muscles de la.

Page 189 , ligne 2 , les fueurs plus , *lisez* que les fueurs sont plus.

Page 193 , ligne 7 , on en a , *lisez* on a.

Ibid. ligne 17 , fauvages des habitans , *lisez* fauvages habitans.

Page 197 , ligne 16 , fait , *lisez* satisfait.

DES

DES MALADIES
DES CRÉOLES
EN EUROPE,

ET LA MANIERE DE LES TRAITER;

AVEC

Des Observations sur les Maladies des Gens de Mer, & sur quelques-unes de celles qui regnent le plus communé- ment dans les deux Indes.

PREMIERE PARTIE.

De la nature du tempérament des Créoles.

SECTION PREMIERE.

Du tempérament des Créoles dans l'état de santé.

I. SI les productions végétales different entre elles suivant les climats, & si transplantées sur d'autres sols, elles y conservent toujours

A

plus ou moins l'empreinte du lieu qui les vît naître, à combien plus forte raison doit-on obſerver ce phénomene ſur les êtres animés. La conſtitution phyſique & morale de l'homme dépend de cette diverſité. Les Voyageurs, & après eux les Philoſophes, ont parfaitement ſuivi cette différence, qui leur a fait connoître l'origine des uſages & des mœurs des différens Peuples, & ſans laquelle il ſeroit difficile aux Médecins de prendre une idée générale du tempérament, des exercices, du régime, de la ſanté & des maladies des Habitans de ce globe.

II. Il importeroit pourtant de déterminer mieux qu'on ne l'a fait, le degré de tenſion des ſolides, la conſiſtance des fluides, leur action réciproque ſous tous ces rapports. Ce travail fait avec exactitude, ſerviroit de guide aux perſonnes de l'Art qui entreprennent de longs voyages, & qui trop étrangers à la maniere de vivre d'hommes qu'ils n'ont jamais connu que par des relations tronquées ou peu exactes, ne ſont pas moins embarraſſés du choix des moyens de les ſoigner dans leurs affections, que d'en connoître la véritable cauſe.

III. Une recherche non moins intéreſſante ſeroit celle de l'état du tiſſu cellulaire, cet organe général du corps animal qui lui ſert d'enveloppe, & qui en entoure indiftinctement toutes les parties, au point de les fuivre jufqu'à la derniere divifion de la fibre. C'eft principalement à l'impreffion que reçoit ce tiffu que font dues les affections du corps. N'eft-ce point dans ce même tiffu qu'eft placé le fiége des catharres, de cette fluxion glaireufe qui les accompagne, & de l'horripilation qui les précede, & qui en commence toujours les accès? Le friffon de la fievre & l'inquiétude générale qui prefque toujours en font l'avant-coureur, ne dépendent-ils pas auffi de la même caufe? Il eft affez vraifemblable que c'eft de l'altération de la fubftance muqueufe & du défaut d'équilibre du tiffu qui la contient, que dérivent la plupart des maladies ; comme il eft bien prouvé que les cellules de ce corps fervent de réfervoir à la graiffe qui doit foutenir l'animal dans les longues abftinences, & dans les fievres aiguës qui ne font véritablement bien jugées, que quand l'embonpoint du malade a difparu.

IV. Le tiffu cellulaire eft encore le lieu où aboutiffent les extrémités les plus fines des vaiffeaux fanguins, lymphatiques, même des nerfs. Leur expanfion difficile à fuivre, femble n'éluder les recherches de l'Anatomifte qu'en fe perdant pour ainfi dire dans cette efpece d'éponge , trop infenfible en apparence pour exciter leur curiofité , mais trop active dans le fait , pour ne pas les forcer à reconnoître cette communication.

V. Sans doute, c'eft principalement par cet organe que les différens Peuples reçoivent l'impreffion du climat fous lequel ils ont pris naiffance ; & comme on a vu des Naturaliftes chercher dans le corps muqueux la caufe de la diverfité de la couleur de la peau, de même on feroit fondé à le regarder comme une des principales caufes de la différence des tempéramens , à raifon de fa molleffe ou de fa denfité , par cela même qu'il devient le véritable fiége des maladies , fuivant l'altération que l'abus des chofes non naturelles , & principalement l'intempérie des climats & des faifons lui font fubir.

Appliquons ces principes aux Habitans des climats chauds.

VI. L'homme né dans les pays compris entre les deux tropiques, eft doué d'une imagination vive, & joint à l'élévation de l'ame, une fierté de caractere qu'il tient de la beauté du ciel, des riches produits de fes habitations, & de l'autorité qu'il exerce fur des peuplades entieres de Negres.

En général les Créoles ont la fibre extrêmement fenfible, ils s'enflamment aifémént; mais à cette premiere étincelle de vivacité qui s'éteint bientôt, fuccede une bonté peu commune & une générofité qui tient de la magnificence. Ils font encore hofpitaliers, & par leur penchant à croire aux chofes extraordinaires & les frais qu'ils font pour plaire au beau fexe, ils paroiffent tenir au goût de l'ancienne Chevalerie, beaucoup trop dédaigné de nos jours. Précoces dans la faculté de fe reproduire, impatiens de jouir, & impétueux dans leurs plaifirs, ils donnent aifément dans les excès. On les voit fe porter avec empreffement vers les beaux-arts, redouter & fuir les fciences abftraites, mais fe livrer avec paffion à tout ce qui récrée l'efprit, exceller fur-tout dans les jeux d'exercice par la foupleffe de leur corps & par une agilité peu commune.

VII. Les femmes Créoles mieux partagées que les hommes pour la beauté, joignent à la nobleffe du maintien, une nonchalance faftueufe qui a beaucoup de rapport avec l'indolence & le luxe des Peuples Afiatiques. C'eft fur-tout dans celles de nos Ifles qu'il faut chercher ces belles formes, & cette régularité de traits que l'œil aime à contempler. Entraînées comme les hommes vers les arts agréables, moins inconftantes, mais auffi précoces, elles fubiffent

les mêmes révolutions. Leur imagination extrêmement romanefque les rend très - fenfibles , & quelquefois un peu crédules , quoi
qu'avec de la finefle dans l'efprit. Malgré ces
qualités qui femblent tenir de la foiblefle , on
les voit conduire les affaires avec autant de
fuite que d'intelligence , oppofer fur-tout aux
événemens divers, un courage qui les éleve
au-deffus de leur fexe.

VIII. On préfume déja par cette efquiffe que
les Créoles doivent avoir le genre nerveux extrêmement irritable , & que leur tempérament
eft compofé du fanguin & du bilieux. Cette
préfomption fe change en certitude en réflé-
chiffant fur l'effet de la chaleur qui les envi-
ronne. En général plus l'atmofphere eft chaude,
& plus la fibre acquiert de tenfion , le foie de
volume , & la bile d'activité. Ce n'eft point
dans le cours d'une vie paifible , & fous un ciel
tempéré que fe forme le tempérament colé-
rique : on verra qu'il ne fe développe qu'a-
près de grandes contrariétés , des veilles affi-
dues , l'abus des alimens & des boiffons échauf-
fantes, & des exercices violens fous un ciel
plus ou moins ardent. Alors l'éréthifme de la
fibre va jufqu'à l'emportement ; la moindre
impreffion excite des furfauts , des fpafmes ,
des agitations convulfives , & de cet incendie

physique & moral réfultent une vivacité d'imagination, & une irritabilité du diaphragme qui
conduiroient à la paraphrénéfie, fi le repos , la
raifon & les remedes adouciffans n'en répri-
moient bientôt l'effet. Conftamment dans des
cas pareils, le foie fe met de la partie , non
qu'il préfente une inflammation décidée , ni
aucune obftruction remarquable , mais pour
étonner l'obfervateur par fon aggrandiffement
quelquefois monftrueux.

IX. Comment la chaleur portée à un fi haut
degré peut-elle agir fi fortement fur cet organe?
Sans doute la contraction bien fréquente &
prefqu'habituelle du diaphragme & des hypocondres , l'y difpofe ; auffi le fang extréme-
ment raréfié furchargeant ce vifcere , contri-
bue-t-il à fon aggrandiffement, comme il caufe
quelquefois les groffes rattes. Ajoutons encore que le fang privé fans ceffe de fa partie ac-
queufe par l'abondance des fueurs, & par cela
même plus rapproché de la nature de celui qui
fert à la préparation de la bile , doit en favorifer
davantage la fecrétion. Les Créoles en ce cas
font naturellement fujets à ce que l'on obferve
fur les nouveaux nés & fur les poulmoniques.

X. L'enfant expofé pendant neuf mois dans
le fein de fa mere , à une chaleur plus forte que
celle de l'atmofphere , privé de l'ufage de la

respiration, & nourri d'un sang épais, vient toujours au monde avec un foie énorme ; il est quelquefois sujet à la jaunisse, & ses déjections, jusqu'à ce que ce volume soit diminué, sont singuliérement bilieuses. Le poulmonique a le foie extrêmement gros, & s'il respire, les mouvemens de son diaphragme sont gênés, fréquens, presque convulsifs. D'ailleurs, la chaleur de la fievre l'emportant toujours de beaucoup sur la fraîcheur de l'air qu'il respire, le prive en partie des avantages de cette fonction. Le sang qui coule dans ses veines est épaissi par la déperdition journaliere qu'occasionnent les sueurs & les crachats, & le troisieme période de la maladie est marqué par un dévoiement d'abord bilieux qui le soulage, mais auquel il ne peut résister, lorsque la matiere de la suppuration s'y est jointe. De même le Créole ne respirant que dans une atmosphere chaude, & forcé de vivre d'un régime incendiaire, n'éprouve qu'un foible avantage de ses poulmons comme ventilateurs ; les sueurs habituelles épaississent son sang, l'irritabilité de la fibre serre ses hypocondres, en même tems qu'elle crispe son diaphragme ; & son foie également volumineux, ne se dégorge avec succès que lorsqu'il passe comme le nouveau-né, d'un climat de feu dans une température plus douce.

Un troisieme point de comparaison, c'est la facilité avec laquelle le corps muqueux se prête aux fluxions dans les Créoles, les enfans & les poitrinaires ; & l'inconstance des premiers dans leur application, des seconds dans leurs amusemens, & des troisiemes dans leur séjour & leurs projets de guérison.

Tout ceci sera plus amplement prouvé par les exemples que va me fournir le rapprochement des symptômes de leurs maladies tant aiguës que chroniques.

SECTION II.

Du tempérament des Créoles dans leurs maladies aiguës.

I. Quoiqu'au premier aspect les Créoles paroiſſent bien conformés, en général au rapport de Deſportes, ils ont la poitrine étroite, le cou long, les épaules élevées plus ou moins en avant, un ton de voix foible qui indique le penchant à la pulmonie. Ce ne ſont point ces anciens peuples, que les conquérans du Nouveau-Monde y combattirent autrefois ; leur conſtitution, au rapport de Piſon, étoit robuſte, ils avoient la poitrine large, la voix forte, & leurs membres exercés par le travail & par une vie vagabonde, conſervoient cette vigueur héréditaire que nos Créoles deſireroient envain. Semblables aux plantes exotiques, que le changement de climat frappe toujours, ils ſont iſſus de parens étrangers à celui qu'ils habitent, & qui n'ayant pu ſoutenir cette tranſplantation ſans que leur conſtitution, déja dépravée par le luxe & l'abus des plaiſirs, ne reçût une altération profonde, l'ont tranſmiſe à leurs deſcendans.

II. Une maladie exceſſivement commune entre les deux tropiques, démontre mieux encore cette irritabilité de la fibre. Je veux parler du fpafme, d'autant plus redoutable dans ces climats, qu'il attaque indiftinctement les perfonnes de tous les âges, & plus encore les enfans, lefquels, toutes chofes égales, d'ailleurs font par-tout beaucoup plus fujets aux convulfions que les adultes (2). Bontius confidérant que le fpafme n'étoit pas commun dans le Nord, & frappé de l'obferver fi fréquemment dans les grandes Indes, l'a regardé comme endémique à ces dernieres contrées. Guillaume Pifon eft du même avis dans fon Hiftoire des Maladies des Indes occidentales, & dans la relation particuliere de celles du Bréfil. Bajon, Chirurgien du Roi, à Cayenne, a cru devoir en faire l'objet d'un Mémoire particulier dans fes recherches fur cette Ifle & fur la Guiane Françoife. Le fpafme a également fixé l'attention de Barrere, dans un autre Ouvrage intitulé, *la France Equinoxiale* ; ainfi que Chamvalon dans fes Obfervations fur la Martinique. Poupé Defportes & Chevalier, tous deux Médecins à Saint-Domingue, ont à leur tour obfervé le même accident dans cette Colonie. Ce phénomene n'a point échappé non plus aux recherches des Médecins & Chirurgiens Anglois ; tous ont remarqué que le fpafme pouvoit fe manifefter fpontanément & indépendamment d'autres maladies , & que s'il se déclaroit à la suite des piquures, des blessures & des morsures , ce qui le rend plus commun parmi les Negres , qui presque toujours vont pieds nuds, que si par la même raison il accompagnoit les opérations chirurgicales , il n'en compliquoit pas moins les maladies aiguës , qu'il rendoit périlleuse & mortelle l'issue des unes & des autres , & que dans tous les cas il dépendoit d'une irritabilité de la fibre due à l'influence du ciel.

III. Effrayés par la violence de ce symptôme; les Auteurs cités l'ont regardé comme infiniment redoutable ; l'un d'eux va même jusqu'à le croire presque aussi terrible à Saint-Domingue , que la rage l'est en Europe (3). Ce qu'il y a de remarquable , c'est qu'indépendamment des causes énoncées , tous en recherchent le principe dans le saisissement que produit sur le corps le passage subit du chaud au froid : nouvelle preuve de la sensibilité exquise des nerfs des habitans de ces contrées brûlantes.

IV. L'irritation dont l'estomach, le foie & les entrailles des Créoles sont susceptibles , confirme l'existence de cette sensibilité , & fait mieux connoître leur tempérament. Les suites d'une indigestion sont souvent mortelles dans nos Antilles. Desportes remarque judicieufement que , *tel eſt dans ce pays l'empire des fonctions du foie , de la rate & du pancréas , que les dérangemens de ces viſceres ſont l'origine & la cauſe des maux qui regnent ſous la Zone-Torride.* En parcourant l'Hiſtoire des Maladies des pays chauds , on voit tous les Auteurs y comprendre l'inflammation du foie, celle de l'eſtomach & des inteſtins ; par-tout il eſt queſtion de vomiſſemens bilieux , de dévoiemens pareils, de coliques hépatiques, de déplacemens fréquens d'humeur , de dépôts fuſant dans les lames du tiſſu cellulaire, & menaçant toutes les parties ; mais ſe fixant particuliérement à la ſurface interne ou externe du grand lobe du foie ; enfin de jauniſſes & d'embarras de ce viſcere , ſe manifeſtant preſque toujours dans les maladies aiguës, ou à leur ſuite. Ainſi tout démontre que l'épigaſtre & les hypocondres ſont eſſentiellement agacés, que les autres organes du bas-ventre éprouvent par contre-coup le même effet ; qu'enfin des irradiations ſpaſmodiques inégalement diſtribuées , criſpant tantôt une partie, tantôt l'autre, y attirent des dépôts de différente nature , ſouvent bilieux, & toujours plus ou moins conſidérables , ſuivant le degré d'étranglement qui s'oppoſe au paſſage de l'humeur & qui la fixe. Il eſt encore eſſentiel de remarquer que, comme cette humeur,

fur-tout la bilieufe , furabonde dans l'eftomach & dans les inteftins , les dépôts de bile
doivent fe former principalement fur le vifcere
qui la prépare , c'eft-à-dire , que c'eft dans
cette partie & dans l'eftomach que femblent
fe concentrer l'irritation & la congeftion.

V. De ces réflexions fur la marche & le foyer
de ces fymptômes, des maladies aiguës des
Créoles, il réfulte que l'affemblage énorme des
nerfs qui de toutes les parties du corps fe
réuniffent directement ou indirectement en
faifceaux derriere l'eftomach , & qui de-là fe
foudivifent en autant de plexus particuliers à ce
vifcere, au foie & à la rate , font exceffivement
mis en jeu par une caufe irritante quelconque ;
à-peu-près comme la chofe arrive à la fuite
des grandes paffions ; que le creux de l'eftomach doit alors fe crifper , les hypocondres
s'élever , & les organes placés dans ces régions partager cette contraction fpafmodique
& ces irradiations convulfives, d'où viennent
les étranglemens fréquens & les accidens qui
en font la fuite.

VI. Cette difpofition générale a été preffentie
& même indiquée , quoique dans un cas particulier, par M. Poiffonnier Defperrieres, dans
fon Traité des Fievres de Saint-Domingue.
Après avoir expofé comment les humeurs des

Européens *; devenoient acrimonieufes & la bile alkalefcente, par l'excès de la chaleur du climat,* ce Médecin eftime que le fluide qui parcourt les nerfs du plexus gaftrique, participant de l'acrimonie générale des humeurs, doit irriter les tuniques de l'eftomach, & donner lieu à des naufées & à des vomiffemens.

VII. La fenfibilité nerveufe des Créoles une fois déterminée, & fon influence fur leurs maladies mieux connue, on ne fera plus étonné de voir, fuivant la remarque des Médecins de nos Antilles, les Européens nouvellement émigrés, quelquefois même ceux qui paroiffent faits au climat, tomber malades, ou le devenir davantage en fe livrant à la terreur qui les pourfuit ; & les habitans des Provinces de France, dont l'imagination vive peut facilement s'exalter, les Provençaux fur-tout & les Bretons qui font fi fufceptibles de la maladie du pays, avoir été dans les premiers tems, plus que les autres, la victime de la fievre de Saint-Domingue. La diftance où ils fe voyoient de leur patrie, la crainte dans laquelle ils avoient entrepris le voyage, la mort de plufieurs de leurs camarades, tout leur imprimoit cette inquiétude profonde qui crifpe l'eftomach, & que le peuple appelle *le cœur ferré.* Alors le fpafme agitant les nerfs

dont le rendez-vous général eſt placé ſi près de
de ce viſcere , la fievre inflammatoire à laquelle la traverſée & la chaleur exceſſive du
climat les avoient diſpoſés , s'allumoit avec
force , & prenoit chaque jour l'accroiſſement
indomptable , qui les conduiſoit au tombeau.

VIII. Pour achever de démontrer l'exceſſive
mobilité des nerfs des Créoles, & combien l'affection de ces organes agit dans leurs maladies aiguës, il ſuffit de faire attention à la grande
utilité des bains , lorſqu'après avoir déſempli
ſuffiſamment les vaiſſeaux par des ſaignées
modérées , & évacué la bile ſtagnante dans
l'eſtomach , on a recours à l'immerſion dans
l'eau tiede , avec la précaution de bien eſſuyer
& couvrir le malade quand il en ſort. Les Médecins de nos Antilles n'ont qu'une voix là-
deſſus. Cette tendance à l'irritation a paru ſi
grande à M. Deſperrieres , qu'il a cru devoir
exclure les vomitifs du traitement des fievres
de Saint - Domingue. Le conſeil donné par
Deſportes , d'appliquer des cataplaſmes émolliens ſur le bas-ventre , ajoute à cette preuve,
renforcée d'ailleurs par la néceſſité de modérer
les évacuations inférieures , lorſque l'agacement des inteſtins eſt tel qu'on voit ces organes ſe ſoulever , même contre les purgatifs les
plus doux.

IX.

XI. L'intempérance dans le régime & dans tous les genres de plaisir, augmentant sans cesse cette crispation dangereuse , ajoute à la nature du tempérament des Créoles , & fournit un surcroit de preuves en faveur de ce qui vient d'être établi. On sait que les veilles , l'abus des vins & des liqueurs, l'usage immodéré du café & du sucre , les alimens de haut goût & la débauche avec les femmes , tendent la fibre, la dessèchent , crispent l'épigastre , & font élever les hypocondres , même dans les climats les plus froids ; ce fait est attesté par l'état de douleur & de mélancolie qu'éprouvent tous ceux qui se sont livrés long-tems à des excès. D'après cela que l'on juge de la manière dont toutes ces causes réunies doivent opérer sur des corps placés sous une Zone de feu , & dont la fibre naturellement irritable & facile à se dessécher , est si fort disposée à recevoir ces impressions dangereuses.

X. C'est cette cause trop réelle qui, favorisée par la nature du tempérament des Créoles , les conduit plus ou moins rapidement à la profonde mélancolie dans laquelle on les voit tomber vers la troisieme époque de la vie , & quelquefois plutôt , lorsqu'emportés par la jouissance , ils ont accéléré ce triste moment.

XI. Ici s'éleve une question. Les Créoles avec

la fibre si irritable , ont cependant la chair molle , & ne paroissent pas aussi forts qu'on l'auroit d'abord présumé ; souvent avec une vigueur apparente , ils succombent , même à des travaux qui ne sont pas violens : qu'elle en peut être la cause ? Ce problême peut s'expliquer à ce que je crois , par ce que l'on observe chez les femmes sujettes aux affections des nerfs. Voyez combien elles sont foibles ! Leur fibre motrice est en apparence lâche & presqu'inerte ; mais les nerfs toujours très-irritables la font entrer en convulsion au moindre choc. Quelques Physiologistes ont pensé que cet état convulsif venoit du sentiment interne de l'animal sur la débilité de son existence : d'autres considérant que dans les grandes déperditions , les mouvemens violens étoient l'effet de l'extrême affoiblissement qui s'ensuit, ont cru reconnoître la même cause dans la maigreur du plus grand nombre des personnes vaporeuses , parce qu'ils observoient le même effet. En réunissant ces deux explications , la question semble répondue , puisqu'il est vrai que les Créoles ayant naturellement la fibre nerveuse déliée & tendue , joignent à cette première disposition , un apauvrissement excessif & journalier par la voie des sueurs. J'indiquerai une troisieme cause dépendant du méchanisme des muscles , relativement au tissu cellulaire qui les entoure , lorſqu'il s'agira de la fonte du corps muqueux.

XII. De l'examen de l'état des ſolides, ſi nous paſſons aux cauſes humorales des maladies des Créoles, l'acrimonie & l'excès de la bile ſont les premieres qui ſe préſentent. Déja on a dû le préſumer en voyant cette humeur compliquer toujours par ſa ſurabondance, ou par ſon altéraction , les accidens ſpaſmodiques remarqués. En cela les Créoles reſſemblent parfaitement aux Habitans de nos Provinces Méridionales, & plus encore à ceux qui vivent dans les Iſles de l'Archipel , & ſur le ſable brûlant de l'Afrique. Les maladies de ces Peuples ont un intime rapport avec celles dont il s'agit. Le ſpaſme y eſt très-commun , ſur-tout parmi les enfans ; & l'on obſerve auſſi le *cauſos* , en tout ſemblable à la fievre ardente de Saint-Domingue , mal à propos confondu avec le *mal de Siam* (4).

XIII. Proſper Alpin, traitant des maladies parculieres à l'Egypte , fait à-peu-près l'énumération de celles de la Zone Torride. On y voit les ophtalmies ; les fievres ardentes , & la phrénéſie qui emportent les malades en deux ou trois jours ; les maladies de peau , telles que les dartres , la lepre , l'éléphantiaſis , les fievres tierces & quartes , les affections du foie & de la rate & autres semblables, qui, selon la remarque de cet Auteur, quoiqu'observées dans tous les pays, semblent appartenir plus particuliérement aux climats chauds. Telle est en effet la marche de la nature dans la répartition des tempéramens, que par une progression croissante, plus on approche de la ligne, plus les peuples sont indolens, légers, bilieux, irascibles, & sujets aux maladies inflammatoires, tandis que plus on revient vers les poles, plus les hommes sont pituiteux, phlegmatiques, forts de constitution, & fermes dans leur résolution. *Propositi tenaces.*

XIV. En suivant la gradation de ces maladies, on n'est plus étonné de voir les Créoles aussi bilieux ; il y a même lieu de présumer que, par leur fréquence & leur continuité, le sang que les sueurs abondantes privent journellement de sa férosité, devenu plus riche à proportion en partie colorante, fournit davantage à la sécrétion de la bile, puisqu'il est vrai que dans l'ordre naturel des fonctions, ce fluide n'arrive au foie, pour y séparer cette humeur qu'après s'être dépouillé dans les différens couloirs d'une grande partie de sa portion la plus liquide. Cette donnée si vraisemblable une fois reçue, il ne paroîtra plus extraordinaire que l'estomach soit souvent surchargé de bile ; qu'à raison de l'extrême chaleur, & de la siccité du sang, cette bile devienne plus âcre, plus mordante, qu'elle produise enfin sur ce viscere les effets d'un véritable empoisonnement, manifesté par des irritations, des spasmes & des courans d'humeur qui, formant des dépôts dans les parties du corps les plus étranglées, rendent la fievre inflammatoire d'autant plus aiguë, que l'état de l'atmosphere ajoute à son intensité.

XV. Le tempérament primitif des Créoles est donc sanguin & bilieux, & non pituiteux mélancolique, ou pituiteux bilieux, comme on l'a avancé de nos jours. Leur sang est épais à raison de la dissipation qu'ils font des parties séreuses, & du peu de fluide qu'ils y versent, dans leur régime presque toujours incendiaire. La prédomination de la bile y est si marquée, que pour rien & dans la meilleure santé, leur peau prend une teinte jaune. *Ils mâchent la bile,* leurs enfans même en sont frappés d'une maniere très-sensible. Eh comment les choses pourroient-elles se passer autrement ! Nous participons tous plus ou moins du tempérament de nos peres ; souvent même nous avons avec eux la plus exacte ressemblance. Or quelle a été & quelle est encore la constitution des Européens qui vont s'établir entre les deux Tropiques ? Ils ne s'acclimatent qu'en devenant exceſſivement bilieux ; il eſt rare que le foie revienne en entier de l'impreſſion reçue dans la fievre d'émigration , ſur-tout quand celui qui a été ainſi affecté , continue de vivre ſous le climat qui en fut la cauſe. Le moindre des accidens qui menace alors ce viſcere , c'eſt de reſter beaucoup trop volumineux , & de ſéparer toujours plus de bile.

XVI. Le motif qui a donné lieu à l'erreur que je viens de combattre, eſt fondé ſur la fréquence des fluxions chez les Créoles , & ſur ce que la fibre , en ne s'arrêtant qu'à l'indolence apparente de leur caractere , ne paroît point aſſez active. Toujours cracher & moucher , comme l'éprouvent beaucoup d'entr'eux, étoit une raiſon aſſez ſpécieuſe pour s'y méprendre ; c'eſt ſans doute ce qui a ſéduit Deſportes, pour n'avoir pas aſſez diſtingué l'état fluxionnaire , de l'état pituiteux qui tient eſſentiellement à la nature du ſang, à la foibleſſe des viſceres, & à la conſtitution originaire de la fibre. C'eſt peut-être encore ce même motif qui a fait dire à Proſper Alpin que les Egyptiens qui vivent ſous un climat dont la température les expoſe , comme les Créoles , aux viciſſitudes imprévues du froid & du chaud (a),

______

(a) *Hincque nullum eſt morbi genus ex capitis diſtillatione....*

avoient le tempérament ou sanguin, ou pituiteux. Plus heureux pourtant que le précédent, ce dernier Médecin détruit ensuite sa théorie par le fait, en avouant que le tempérament pituiteux convient plus particuliérement aux femmes & aux Eunuques, ou tout au plus à quelques Habitans des villes, mais point du tout aux Maures & aux Arabes, qui, s'exerçant à des travaux pénibles, ou toujours errans dans les campagnes, ont la fibre seche, tendue, & sont décidément *sanguins & bilieux.*

XVII. La nécessité apparente des saignées dans les climats chauds, & les hémorragies de toutes especes, démontrent également la pléthore chez les Créoles, de l'aveu même de ceux qui different d'opinion sur la nature de leur tempérament.

XVIII. Il faut pourtant convenir qu'indépendamment de la surabondance réelle du sang, il en est une relative aux vaisseaux qui le contiennent, plus sensible que la premiere dans les maladies aiguës, & qui provient de l'extrême expansion de ce fluide exposé à une chaleur du double de la nôtre. J'avoue encore que

---

Quod illi populi non patiantur. Ce langage est à-peu-près celui de tous les Auteurs qui ont écrit sur les maladies des climats chauds.

dans cette raréfaction continuelle , le sang doit , avec l'âge , se rapprocher d'une dissolution plus ou moins forte , sur-tout après les fréquentes saignées qu'on a coutume de faire dans la fievre d'acclimatement , & plus encore si cet état est augmenté par la répercussion des sueurs qui , malgré l'épuisement où elles jettent les nouveaux arrivés, & même les Créoles , leur deviennent également indispensables.

XIX. C'est sans doute pour obvier à cette déperdition , qu'on les voit user avec une sorte d'intempérance des vins & des liqueurs, & surtout balancer l'effet des productions rafraîchissantes de leurs pays , par tout ce qu'il y a de plus piquant & de plus salé dans les assaisonnemens. L'inconvénient qui doit résulter dans la suite de ce régime destructeur , est hors de doute. On a remarqué que la vie moyenne des Habitans de Saint-Domingue , n'alloit gueres au-delà de soixante ans. Mais un plus grand encore seroit peut-être de se laisser anéantir à force de transpirations. Les alimens forts & les boissons semblables jettant plus de molécules actives dans le corps sans le trop nourrir, peuvent donc être regardés comme autant de cordiaux qui raniment journellement leurs forces , & les défendent au moins pour quel-

que tems contre une inanition qui feroit inévitable, fi, fous le prétexte de fe rafraîchir,
les Créoles fe livroient exclufivement au régime délayant. Delà vient fans doute que ce
goût pour les alimens falés, épicés, les vins
généreux & les liqueurs ardentes, eft univer-
fellement répandu chez les Peuples placés
entre les deux tropiques, comme Bontius,
Pifon, & plufieurs autres Ecrivains l'avoient remarqué, & comme on l'obferve de nos jours.

XX. Les Auteurs que je viens de citer, & tous
ceux qui ont écrit depuis fur le même fujet,
rapprochant le caractere des maladies des
Créoles, de celles qui regnent dans les climats où Hypocrate exerça la Médecine, ont
confidéré, d'après la doctrine de ce grand
Maître, les abfcès furvenus dans le mal de
Siam, & dans les fievres ardentes, double-
tierces, ou autres aiguës, comme des efforts
critiques de la nature, dont ils ont calculé la
bonne & la mauvaife iffue, à raifon des jours
où les dépôts fe manifeftoient. Quelque fondée
que paroiffe leur obfervation, je ne craindrai
pas de dire ma façon d'envifager la caufe du
développement de ces fymptômes. Au rapport de ces mêmes Auteurs, au milieu d'une
maladie aiguë, la veine que l'on avoit d'abord
ouverte pour la faignée, & qui s'étoit fermée

en apparence, fe rouvre d'elle-même ; la plaie devient légérement douloureufe, ou ne l'eft pas du tout , & il fe forme dans l'interftice des mufcles , & fuivant la direction du vaif-feau , des fufées de matiere muqueufe , en maniere de dépôt prolongé , fans élancement préliminaire , fans même aucun des fignes qui indiquent la formation de l'abfcès. Ainfi d'un coté l'on voit le fang fe raréfier davantage , & s'échapper par toutes les voies , à-peu-près comme on l'obferve après la morfure du fer-pent hemmorrous , & de l'autre la matiere muqueufe s'en féparer , fe former en maffe , & fe figer par filons dans les vaiffeaux & dans les lames du tiffu cellulaire , comme l'éprou-vent ceux qui ont été mordus par une autre efpece de ferpent appellé Boïcininga , ou fer-pent à fonnettes.

XXI. On a donc lieu de préfumer qu'en même tems que la chaleur exceffive des climats , fitués entre les deux Tropiques , raréfie le fang , elle tient le corps graiffeux dans un état de ramoliffement qui lui laiffe à peine la plus légere confiftance ; & que donnant une éner-gie plus forte à la bile , elle produit fur les Créoles , & plus encore fur les étrangers , le double effet de la morfure des bêtes veni-meufes. Alors on explique comment les rougeurs, les éréfipeles, & plufieurs fortes de maladies éruptives de la claffe des aiguës, les crampes, les engourdiffemens des membres & les fpafmes peuvent avoir lieu (car on fait qu'il eft de la nature des poifons qui affectent l'épigaftre, fur-tout de ceux que fournit le regne animal, de les produire); comment cette matiere graiffeufe muqueufe féparée du fang, & d'abord en fonte, peut errer dans le tiffu cellulaire, fufer dans les lames des différentes cellules qui occupent l'intervalle des mufcles, ou qui entourent les arteres & les veines, & y former des congeftions qui prennent bientôt un caractere gangréneux, tant par la ftagnation & par l'âcreté de cette matiere, que par l'exceffive chaleur de l'atmofphere ; comment enfin appellée plus particuliérement vers le foie effentiellement irrité, elle s'y joint fouvent aux dépôts bilieux, ou s'épanche feule dans les inteftins fous la forme d'une pulpe blanchâtre, qui, exprimée enfuite par le fondement, a été regardée par quelques Auteurs comme un fymptôme de lienterie, & par d'autres, avec encore moins de vraifemblance, comme l'expreffion violente & mortelle de la férofité du pancréas, & des glandes du méfentere.

XXII. Du peu de confiftance de cette fubftance dépend auſſi en partie la foibleſſe de la fibre des Créoles. Une corde qui vacille ſans ceſſe dans ſes directions , ne rend point l'effet de celle que l'on ſoutient par une couliſſe ou par quelqu'autre moyen ſemblable ; autrement elle exige un degré de tenſion infiniment plus fort qu'il n'eût été néceſſaire avec ces précautions. Ce que l'on voit dans les machines ordinaires , s'opere de même dans notre corps ; les tendons ſont enfermés dans des gaines , ils gliſſent dans des couliſſes ; & les muſcles compoſés d'un aſſemblage de faiſceaux & enfermes dans un ſac membraneux , qui en renforce le tiſſu , ſont entrelardés & entourés de graiſſe , autant pour les humecter dans les grands frottemens , que pour les matelaſſer. Chacune des fibres qui les compoſent , a ſa gaine particuliere pour le même effet. Mais ſi l'extrême moleſſe & la fuſion de la ſubſtance graiſſeuſe diminue l'efficacité de ces moyens , ce changement ne peut avoir lieu ſans la diminution des forces , ou ſans une augmentation de puiſſance qui devient alors pénible & convulſive.

XXIII. La fréquence des catharres ſous la zone Torride , ſur-tout dans les climats où le chaud & le froid ſe ſuccedent pluſieurs fois dans la journée , ſemble venir auſſi de cette fonte dont l'influence, ainsi que celle du serrement de l'épigastre dans les maladies aiguës de tous les pays, mérite infiniment d'attention. Qu'il me soit encore permis de m'y arrêter un instant : l'estomach étant regardé depuis long-tems comme le point central de toutes nos fonctions, & de toutes nos sensations, c'est de ce centre commun que doivent partir toutes les irradiations symptomatiques & critiques, tant des maladies aiguës que des chroniques ; quoiqu'elles soient quelquefois moins remarquables dans ces dernieres. L'action des remedes suivra donc aussi cette marche, delà vient que le vomissement excité à propos, a tant de succès sur-tout dans les maladies catharales & les éruptives, où la nature dirigeant plus particuliérement ses efforts vers les parties supérieures, est secondée par les secousses que reçoit le diaphragme, à bon droit regardé comme le balancier du corps. C'est de cette secousse naturelle ou excitée par l'art, que le tissu cellulaire, trop généralement répandu pour n'être pas une partie très-essentielle de notre machine, reçoit l'impression qui l'agite ; c'est encore de cette impression une fois reçue, que se forment successivement les courans d'humeur muqueuse, dont les effets varient à raison des organes qu'ils attaquent, & de la maniere plus ou moins vive avec laquelle l'humeur y eſt attirée ou pouſſée: je dis attirée, parce qu'indépendamment de l'impulſion dont il s'agit , chaque viſcere jouiſſant d'une vie & d'une action particuliere , a la faculté aujourd'hui mieux reconnue d'appeller la fluxion dans ſon département.

SECTION III.

Du tempérament des Créoles, dans leurs Maladies chroniques.

I. Après avoir exposé d'une maniere plus positive la nature du tempérament des Créoles, tant par l'état de leur santé que par le tableau des maladies aiguës, dans lesquelles la violence des symptômes a fourni de si grands moyens de le déterminer, il me reste à voir comment il est altéré par les maladies de langueur.

II. Quelques soins qu'aient pris les Européens, arrivés pour la premiere fois dans les deux Indes, pour y défricher le sol dont ils entrerent en possession, ce défrichement n'a pu se faire qu'avec le tems. Dans l'origine nos Colonies n'offroient que des terreins incultes couverts de bois, & des marais remplis d'herbes sauvages & d'insectes, qui périssant & se reproduisant sans cesse, en rendoient le voisinage incommode & mal sain. Aujourd'hui même, malgré les travaux assidus des Colons, une grande partie de nos possessions d'outre-mer est encore exposée aux vapeurs pernicieuses de ces foyers de mort, que l'industrie humaine n'a pu entiérement détruire. Delà

sont venus les fievres malignes pestilentielles,
la double-tierce, le tein pâle & bilieux, la
cachexie, les obstructions du foie, les grosses
rates, le scorbut, les dartres, la lepre, l'élé-
phantiasis, le pian, & plusieurs autres maladies de la peau toutes opiniâtres.

III. Cependant ces affections ne sont point
particulieres aux Créoles, ni essentiellement
attachées aux Colonies : il est arrivé aux premiers Colons, & il arrive à ceux qui sont
exposés aux mêmes causes, ce qui se passoit
autrefois en Europe, & sur-tout en France,
lorsque les campagnes, couvertes de bois &
d'eaux stagnantes, exhaloient le méphitisme
des différentes contagions qui affligeoient si
fréquemment ce Royaume : ce qui arrive encore sur les bords maritimes de la Provence,
depuis Toulon jusqu'à Antibes, & le long
des étangs de Languedoc, où des marais
abandonnés par la mer, remplis de plantes
sauvages, & également infectés par les cousins
& par les crabes, présentent dans nos climats
une image assez exacte des *effeters* de Saint-
Domingue : ce qu'éprouvent enfin ceux qui
vivent le long des plages marécageuses de
l'Italie, les habitans des Isles de l'Archipel,
& ceux des rives méditéranées de l'Asie & de
l'Afrique, sur lesquelles regnent perpétuelle-
ment

ment des fievres de mauvais caractere , notamment la fievre peftilentielle , qui des bouches du Nil fe répand trop fouvent dans les pays qui commercent avec l'Egypte.

IV. Mais fi cette influence tant générale que particuliere de l'air & des émanations qui en alterent la pureté , peut agir feule fi fortement, combien fon activité ne doit-elle pas s'accroître lorfque le fang de ceux qui l'éprouvent toujours plus ou moins épais , ou diffous , (l'un & l'autre extrême pouvant fucceffivement avoir lieu) ne trouve qu'un foible moyen de réparation dans le corps graiffeux peu confiftant & fouvent altéré ; que des fueurs exceffives l'appauvriffent journellement, & que le régime le plus contraire , loin de réparer cette perte , la favorife. Le danger paroîtra bien plus grand , en confidérant que le premier effet des émanations méphitiques fe manifefte toujours fur les nerfs.

V. Auffi les maladies de langueur font-elles très-fréquentes & très-meurtrieres dans les climats chauds. Il eft rare en effet de s'y rétablir parfaitement des maladies aiguës ; le tableau de leur fuites tracé par les Médecins & les Voyageurs, a quelque chofe d'effrayant. La jauniffe , les diarrhées de différens genres, les dartres du plus mauvais caractere , & fur-tout les groffes rates , le

C

dépériffement, l'enflure des jambes, l'hydropifie enfin , s'y manifeftent fans ceffe. Delà vient que la vie des Créoles n'eft pas longue ; ainfi que je l'ai déja remarqué. Il en eft de l'homme comme des autres productions de la nature : les fruits précoces , & tous ceux dont l'art devance la faifon dans les ferres chaudes , paffent promptement , fi la chaleur hâtive qui les a produit, continue d'en précipiter la maturité. Leur difparition eft bien plus prompte encore lorfque l'humidité & la trop grande odeur du fumier en précipite la corruption.

VI. Dans le nombre de ces maladies, le fcorbut paroît prédominer. Selon quelques Auteurs, il a pour principal fymptôme le gonflement de la rate , affection remarquable à laquelle peut-être les anciens ont trop accordé, mais que quelques modernes femblent avoir trop dédaigné. Defportes croit qu'il n'y en a point qui caractérife mieux le fcorbut dans les pays chauds. Peut-être a-t-il pouffé trop loin les chofes , en envifageant la rate ainfi gonflée, comme le fiége principal des maladies chroniques ; toujours eft-il vrai qu'en pareil cas , ce vifcere , conjointement avec le foie, fe gonfle , s'aggrandit & s'obftrue, au point d'occuper un grand efpace dans le côté gauche du bas ventre,

& de paroître au toucher d'une dureté qui étonne.

VII. Le même Auteur ajoute avoir obſervé que les tempéramens bilieux étoient plus ſujets au ſcorbut que les autres ; il avoit également remarqué que le foie de ces malades étoit toujours engorgé, & que par contre-coup la rate acquiéroit un volume conſidérable : conſultez d'ailleurs les Obſervateurs, tous vous fourniront des exemples nombreux de l'embarras de ces deux viſceres dans cette maladie ; enſorte que ſi d'autres cauſes la produiſent, du moins la ſtagnation de la bile, ſa corruption, & le gonflement du foie & de la rate doivent concourir infiniment au développement du ſcorbut, comme ils en ſont l'effet inévitable, quand d'autres principes y donnent lieu.

VIII. Je trouve avec plaiſir cette opinion appuyée par le témoignage des Médecins Anglois, & ſur-tout par une note intéreſſante que M. de Villiers, mon confrere, a ajouté à ſa traduction de la Médecine pratique de Londres. Après avoir obſervé que le foie peut éprouver un aggrandiſſement chronique, comme il en eſt un aigu bien reconnu par ces mêmes Praticiens, il remarque que ce viſcere & la rate peuvent à la fois ſe gonfler, même en Europe. La fievre maligne peſtilentielle de l'Armée

Françoise dans l'Electorat d'Hanovre , en 1757 & 1758 , avoit son siége particulier dans la rate , qui , toute pourrie qu'elle étoit , pesoit quelquefois trois ou quatre livres. Il ajoute , en faveur de Desportes , que l'aggrandissement de ces deux visceres est le siége de plusieurs autres maladies, qui en sont les symptômes, ou les suites , comme de la maladie noire , des vomissemens chroniques , de l'hydropisie , des hémorragies internes & externes , des varices , & *d'un scorbut sans cesse renaissant, &c.* ; indépendamment de ces premieres preuves, Rouppe en fournit de bien' plus sensibles , par l'ouverture du corps des Matelots morts scorbutiques. Par-tout on voit le foie & la rate engorgés , ce dernier viscere souvent putréfié, & la vessicule du fiel toujours pleine d'une bile jaune , foncée & verdâtre. Lind enfin qui , écrivant sur le scorbut , semble avoir dédaigné l'état de ces deux visceres , atteste encore leur engorgement, puisque, même en disconvenant d'un côté de l'enflure sensible de la rate , il avoue de l'autre que ce viscere est presque généralement noir ou putréfié , & plus considérable que dans l'état naturel.

IX. De ce qui vient d'être dit , il résulte qu'en observant la génération des maladies chroniques chez les Créoles, on les voit suivre la marche des aiguës ; que le foie , ce viscere si susceptible d'altération , & pourtant si essentiel à la santé , que son dérangement occasionne ou aggrave toutes les affections inflammatoires , commence encore ici la tragédie ; que c'est de sa redoutable influence sur les fonctions de l'économie animale, que viennent le trouble des digestions , la coction vicieuse du chyle , l'inertie & le dépérissement résultant d'une nourriture qui , loin de réparer les pertes , ne sert qu'à corrompre davantage ce qui n'étoit pas encore altéré ; que c'est aussi à l'embarras de ce viscere , au reflux de la bile , à son défaut , ou à sa surabondance dans les premieres voies, à sa foiblesse, ou à son excès d'énergie , enfin à son épanchement plus ou moins considérable , & à l'altération des fluides qui en résulte , qu'il faut attribuer tous les maux auxquels les Créoles sont sujets. Qu'alors les hypocondres s'élevent , les digestions se dérangent , & le dévoiement survient ; que le sang qui , amené des divers endroits du bas-ventre au foie , ne pouvant en sortir avec la même facilité , reflue nécessairement vers les sacs hémorroïdaires , ou s'accumule dans ce viscere & dans la rate destinée à servir dans le besoin de réservoir à son superflu ; & que de-là découlent tous les maux qui accablent pour

ainfi dire les Créoles dans leurs climats incendiaires.

X. Ne foyons donc plus furpris fi, lorfque
leur fanté altérée les force de venir en Europe,
on les voit arriver dans un état fi pitoyable;
j'en ai connu qui, atteints du fcorbut à un point
effrayant, réfiftoient long-tems à tous les remedes & confervoient enfuite un embarras dans
les vifceres, une tendance à la boufiffure & un
tein fi pâle, fi plombé, qu'on eût défefpéré de
leur rétabliffement, fi l'air de France n'étoit
pas pour eux le fpécifique le plus falutaire.
Qu'on ne croie pas pourtant que le tiflu cellulaire & les réfervoirs de la lymphe foient
exempts des effets d'un climat embrafé; comme
on a vu qu'il étoit impoffible que le corps muqueux eût, même dans l'état de fanté, la confiftance qu'il conferve dans les climats Européens, par la même raifon il eft plus difpofé à
s'altérer dans les maladies, & à recevoir l'impreffion de la bile qui infecte également la férofité lymphatique. Delà vient cet affemblage
effrayant de vices de peau qui, malgré l'extrême propreté des Créoles, les menacent de
toutes parts, & que l'on voit arriver à un fi haut
degré de complication & d'intenfité quand ils
les attaquent; delà encore les enflures fubites
des jambes & de tout le corps, qui tenant plus
du météorifme & de l'éréfipele que d'une véri-

table infiltration, paroiſſent ne dépendre que de la décompoſition rapide de la ſubſtance muco-ſo-graiſſeuſe.

XI. Ces ſymptômes reſſemblent aſſez à ceux que l'on obſerve en Europe à la ſuite des rougeoles, des fievres rouges, miliaires, ſcarlatines, éréſipélateuſes, & de toutes les autres maladies éruptives. Communément elles s'y manifeſtent dans les grandes chaleurs, ou dans le paſſage de cette température à une plus ou moins froide; l'épuiſement de l'eſtomach, l'irritation de l'épigaſtre & des hypocondres, les torrens de bile que les malades rendent par haut & par bas, tout indique la prédomination de cette humeur, comme dans les climats chauds. La conſtitution de cette année 1783 en a fourni la preuve : après des éruptions de toute eſpece, on a vu ce genre de bouffiſſure ſe manifeſter & durer avec une obſtination quelquefois inquiétante; les Créoles qui étoient à Paris n'en ont pas été exempts; pluſieurs d'entr'eux ont langui pendant quelque tems à la ſuite de ces maladies.

XII. Ainſi toutes les opérations de la Nature, & tous les dérangemens que les Créoles éprouvent dans leurs maladies chroniques, comme dans les aiguës, démontrent l'extrême irritabilité de leur fibre, & l'abondance & l'âcreté des humeurs qui, ne ceſſant de l'agacer, ajoutent

C iv

à fa fenfibilité. Tout enfin tend à confirmer que le foie eft le point central de leurs affections ; que l'humeur qui s'y prépare domine toujours chez eux ; & que c'eft de fa qualité & de fa furabondance, jointe à la tenfion extrême des nerfs, & fur-tout de ceux du diaphragme, que réfultent tous les accidens dont ils font plus ou moins menacés.

SECONDE PARTIE.

*De l'effet du passage en Europe sur les Créoles ;
& des moyens de le prévenir & d'y remédier.*

SECTION PREMIERE.

Du l'effet du passage en Europe sur les Créoles.

I. Aprés avoir recherché la constitution primitive des Créoles dans leurs propres foyers, je vais les suivre dans leur passage en Europe, & déterminer l'impression que fait sur eux la traversée. Sans doute les Habitans des pays chauds ne peuvent que gagner en venant vivre sous une température plus douce, sur-tout lorsqu'embarqués sur un vaisseau qui leur fournit toutes les commodités nécessaires, ils ont le bonheur de faire une traversée courte & paisible, & qu'à l'exception du tempérament qu'ils ne peuvent changer, ils quittent leurs pays exempts de fievre, de scorbut, de dartres & d'autres maladies de cette nature.

II. Mais si la traversée est orageuse & longue, si par cette même raison ou par toute autre cause, difficile à prévoir, le manque de vivres se joint à l'incommodité du séjour dans les vaisseaux ; enfin si le sang dissout ou prêt à se dissoudre, loin de résister à l'impression de toutes les causes, n'en est que plus disposé à la recevoir, alors, au lieu d'être à l'abri du danger, ce voyage peut devenir funeste. En effet les Créoles ayant le sang tantôt trop épais, tantôt rarefié, habitués d'ailleurs à des sueurs abondantes, & ces deux manieres constitutives se trouvant souvent compliquées avec l'acrimonie des fluides, il n'est pas douteux que le changement d'atmosphere, le resserrement de la peau, & la diminution de la transpiration qui en résultent, ne fassent sur eux une impression qu'il importe d'éviter. Ces craintes ne font point éxagérées; j'ai vu des passagers tomber dans l'hydropysie presqu'au moment de leur arrivée ; & d'autres qui en étoient menacés en s'embarquant, le devenir tout à fait. Un exemple bien frappant de l'impression de la traversée sur les Créoles, & qui fait connoître en même tems jusqu'où peut aller le courage des femmes Créoles, c'est celui d'une Dame de Saint-Domingue, qui essuya les horreurs de la tempête, de la faim & de la soif sur un navire de la flotte que M. le Comte d'Estain ramenoit en France dans cette derniere guerre, lorsqu'elle fut accueillie à la hauteur des Bermudes par le terrible coup de vent qui la difperfa. Celui fur lequel étoit cette Dame, au lieu d'arriver en Europe, fut battu long-tems par la tempête & repouffé à New-London chez les Infurgens; delà s'étant embarquée fur un autre vaiffeau pour repaffer en France, cette femme intrépide effuya un véritable naufrage aux attérages, & fut obligée de gagner la terre à pied au milieu des eaux : le fcorbut avoit fait chez elle de fi grands progrès, qu'une portion de l'apophyfe montante de l'os maxillaire gauche, s'en eft détachée ; elle avoit foutenu l'effroi du danger avec une fermeté inconcevable, quoiqu'elle eût dû être fans ceffe attendrie par la préfence d'un enfant jeune encore, menacé de périr dans fes bras. Cette Dame vient de repartir pour Saint-Domingue.

III. La préfence du lait fi fouvent funefte aux femmes d'Europe, nuit beaucoup plus encore aux Créoles, fur-tout dans la traverfée. Cette fubftance facile à s'aigrir, & même à rancir, errant long-tems dans les feuillets du tiffu cellulaire, attaque indiftinctement tous les organes, principalement celui de la tranfpiration, dans lequel fa dépravation & fon féjour occafionnent des maladies de peau graves & rebelles, fur-tout quand le vice fcorbutique ou tout autre de nature différente a déja infecté

les réfervoirs de la limphe & de la graiffe , & que
la bile épanchée, a vicié ces deux fubftances, tant
par fa couleur que par fon âcreté. Le corps graiffeux, ainfi dégénéré, portant l'infection dans tous
les replis de la machine , les os même n'en font
pas exempts & le mal devient d'autant plus
difficile à combattre , qu'il eft plus profondément enraciné : tel étoit l'état de la Dame dont
je viens de parler. Les femmes Créoles ont
encore beaucoup à craindre des pertes & des
fuppreffions auxquelles elles font plus fujettes dans la traverfée ; de là viennent les
maux de nerfs , les pâles-couleurs, le dérangement d'eftomac, & la jauniffe. Ces fuites de l'excès ou de l'interruption du flux menftruel , font
faciles à preffentir , puifqu'il eft vrai qu'une
perte affez forte , compliquée avec l'impreffion
de la traverfée doit accélérer l'appauvriffement
du fang & fa diffolution; comme l'état oppofé
ne fauroit avoir lieu , fans devenir le principe de
l'embarras des vifceres.

IV. A l'approche du tropique, & fur-tout lorfqu'on l'a paffé , la différence du climat devenant plus fenfible, manifefte mieux fes effets fur
le corps des Créoles; auffi deviennent-ils lourds,
ils ont la tête pefante ; en général, les paffagers
plus que les autres, éprouvent un affoupiffement
qui attefte l'impreffion d'un air plus doux &

moins chaud , & la superfluité de l'humeur pres-
piratoire qui s'exhale bien moins qu'auparavant :
& quoique leur logement séparé & distinct de
celui des matelots , semble les garantir de la
fievre de prison & du scorbut , qui souvent affectent l'équipage , cette plénitude d'humeur
les y dispose tellement, qu'ils en seroient également atteints , s'ils ne prenoient pas des précautions pour les éviter.

V. Heureusement pour eux les vaisseaux qui
les conduisent en France vont toujours reconnoître les côtes de l'Amérique Septentrionale ;
ce qui non-seulement tempere la chaleur qui
rendroit les maladies plus faciles à se répandre , mais encore ménage un air qui rafraîchit
l'intérieur de leur logement.

VI. Cependant ce changement si avantageux ,
seroit nuisible d'une autre maniere, par la surprise
du froid, si les Créoles n'avoient la sage précaution d'embarquer avec eux des vêtemens de
flanelle avec lesquels ils s'en garantissent alors.
Eloignés de l'air infect que l'on respire dans les entre-ponts , se nourrissant d'alimens plus doux &
plus légers que ceux de l'équipage , & sur-tout
ayant assez de hardes & de linge pour prévenir
la mal-propreté , & se garantir de l'air humide ,
ils trouvent encore dans cette maniere de vivre
des moyens de ne pas craindre les émanations qui

pourroient s'élever des entre-ponts : & si , contre l'expérience , le scorbut étoit contagieux , ils y seroient également moins exposés , puisqu'il est vrai qu'ils n'ont aucune communication avec l'équipage. Trop souvent pourtant les habitans des climats chauds ne passent en Europe que pour y rétablir leur santé délabrée , l'épuisement des visceres , la cachexie les y accompagnent ; plus souvent encore l'abus des remedes mercuriels a déchaussé leurs dents & gonflé leurs gencives ; quelquefois même ils sont sujets à des échauffemens dartreux de la bouche & du gosier qui peuvent aisément prendre un caractere scorbutique ; enfin il leur arrive aussi d'avoir réellement le scorbut avant que de s'embarquer. N'oublions pas que naturellement indolens , & plus portés au repos par l'ennui & les désagrémens de la traversée , pour peu que le tems soit mauvais , il se retirent dans leur chambre où , livrés à l'inertie , ils favorisent sans le savoir , le développement ou l'augmentation de ce genre de maladie , qu'accélerent encore l'usage & l'abus des liqueurs & des salaisons , dont les Créoles sont en général très avides.

VIII. J'ai parlé dans la premiere partie d'un symptôme de scorbut connu sous le nom de grosses rates : on a vu que les Créoles y étoient fort sujets dans leur pays , où même ils perſiſte long - tems après que les autres ſignes ſcorbutiques ſont diſſipés, ce qui fait que pluſieurs y ſont encore ſujets dans la traverſée, & même après leur arrivée en Europe. Cet accident mérite beaucoup d'attention, parce qu'il peut donner lieu au retour du ſcorbut, & à la maladie noire, dont l'iſſue eſt ſouvent funeſte.

IX. L'affection ſcorbutique eſt alors d'autant plus à craindre, qu'on a vu combien le gonflement des viſceres & ſur - tout celui du foie pouvoient y contribuer. A la vérité loin d'avoir égard à ces appréhenſions, dans le ſentiment le plus généralement adopté ſur cette maladie, on en borne la cauſe à l'humidité & au froid ; Lind, prétend que le défaut de végétaux qui en eſt le principal défenſeur, n'y fait pas grand choſe; qu'on peut même en guérir dans l'air infect de l'entre-pont .Mais ces idées ſyſtématiques ne doivent point prévaloir ſur celles que l'expérience avoit auparavant accréditées. Le ſcorbut eſt cauſé par l'air chaud & humide, comme Pringle l'avoit penſé ; & tout ce que Lind avança pour établir une opinion oppoſée , ſera combattu d'une maniere victorieuſe , dans un eſſai ſur les maladies de gens de mer qui ſuivra de près cet ouvrage. On y verra que le ſcorbut étant fréquent & meurtrier ſous la ligne & dans toute l'étendue de pays comprife entre les deux Tropiques , les inductions que cet Auteur tire de l'exiftence de cette maladie , & de fon intenfité dans le Nord, ne fauroient favorifer fon fyftême ; & que fi elle exerce de fi cruels ravages dans les climats froids , c'eft que les hommes y font contraints par la rigueur de la faifon , à s'enfermer la moitié de l'année dans des lieux bas & humides , plus ou moins échauffés tant par le feu qu'ils y entretiennent , que par leurs haleines ; & que la vie inactive qu'ils font alors forcés de mener, favorife de plus en plus ces deux principes de cor- ruption. C'eft par une fuite de ces principes , que l'ufage des falaifons & des liqueurs augmente les fymptômes fcorbutiques , foit en agaçant davantage des entrailles déja irritées , foit en ajoutant à la féchereffe de leur parois, & viciant les digeftions , qui, par la nature même des alimens ne fourniffent plus ce fluide réparateur connu fous le nom d'air principe , dont l'utilité contre le fcorbut eft aujourd'hui mieux connue.

X. Le tangage du vaiffeau , l'odeur de mer, celle du fucre fur-tout , incommodent beaucoup les Créoles ; toutes ces caufes , chacune par une action différente agacent leurs nerfs , & les portent quelquefois au vomiffement , fans toutefois avoir des fuites bien fâcheufes. Une odeur

plus

plus forte encore est celle de la couleur : ils
en font d'autant plus affectés que , vivant ordinairement avec les officiers , ils habitent comme eux des chambres peintes. Il résulte quelquefois de cette infection une espece de colique, dans
laquelle les malades éprouvent des accidens qui
caractérisent celles des peintres , tels que la constipation forte & obstinée , la rétraction du nombril , la douleur poignante dans les entrailles ,
les vomissemens d'une matiere noirâtre , la
crampe & la paralysie des extrémités.

XI. On a attribué tous ces symptômes , à l'excès d'une bile âcre ; mais j'ai prouvé dans un
Mémoire lu à la séance publique de la Faculté
de Médecine , que telle âcre que puisse être
cette humeur , elle ne cause que des accidens
inflammatoires , caractérisés par des douleurs
aiguës & l'irritation la plus vive , sur-tout quand
on comprime le bas-ventre ; tandis que dans la
colique des peintres, le malade endure une sorte
de stupeur , ne se plaint que sourdement , &
se trouve soulagé quand on comprime cette
capacité : il est donc plus raisonnable de courir
à la cause qui produit la colique des peintres.

XII. Je me suis arrêté à cette idée , parce que
dans tout autre lieu l'odeur de la peinture donne
cette espece de colique ; qu'elle attaque aussi

D

ceux qui emploient le plomb ou ſes préparations dans leurs ouvrages; que les coliques appellées bi-lieuſes, juſqu'à préſent mieux ſuivies, ont paru dépendre de cette cauſe; & qu'enfin, par l'exa-men de la maniere d'agir des ſubſtances, tant vé-gétales que minérales, le plomb ſeul & ſes prépa-rations ont paru produire les ſymptômes dont il s'agit. Ces conjectures ont été confirmées par la ſingularité avec laquelle cette maladie attaque l'état major des vaiſſeaux plutôt que l'équipage; puiſqu'il eſt vrai que les demeures des officiers ſont toujours peintes à neuf au commencement de la campagne, tandis que le ſecond entre-pont, où couche l'équipage, ne l'eſt pas.

XIII. Quoique la conſtipation ſoit regardée comme un ſymptôme eſſentiel de la colique des Peintres, il arrive pourtant quelquefois que les malades éprouvent l'effet contraire; il en eſt de même dans celle dont il s'agit. Cette variété mérite d'autant plus d'attention, que la liberté du ventre peut-être confondue avec d'autres dévoiemens, & induire en erreur les gens de l'art ſur la maniere de la traiter.

XIV. On eſt encore ſujet ſur les vaiſſeaux, à un accident plus redoutable que ceux dont il a été queſtion juſqu'à préſent. C'eſt l'aſphyxie. On a donné ce nom à l'état de mort apparente & ſubite qui ſurvient aux perſonnes tombées dans l'eau , ou furprifes par la vapeur du charbon , & celle des lieux dans lefquels ont croupi des fubftances fufceptibles de fermentation. Il fe dégage dans leur altération une vapeur appellée moffette, qui faifit ceux qui en approchent, & fufpend tout-à-coup les fonctions de la vie. Cette derniere caufe fe manifefte principalement à la furface de l'eau qui ftagne dans la fentine & dans toutes les parties de la cale ou autres lieux profonds & renfermés du vaiffeau , mais principalement quand on remue cette eau infecte. Ce dernier genre d'afphyxie eft celui qu'on connoiffoit autrefois fous le nom de fuffocation , parce que l'on croyoit que les malades avoient été fuffoqués par un air trop épais. Celle qui arrive en tombant dans l'eau ou par immerfion , conferve le nom d'afphyxie des noyés. Je les ai diftinguées l'une de l'autre , quoiqu'elles dépendent également du faififfement des nerfs , & que l'action des différentes caufes qui les produifent foit la même , parce que cette diftinction devenoit effentielle pour l'adminiftration des fecours.

XV. On peut rapporter à la premiere claffe de ces moffettes, celle qui fe forme par le concours de la refpiration de plufieurs perfonnes, dans un lieu où l'air n'eft pas renouvellé. Ce genre de

méphitifme peut nuire aux entre-ponts lorfque le mauvais tems force de tenir les fabords
fermés, & permet à peine de laiffer les écou-
tilles entr'ouvertes. Il devient plus fenfible encore dans les chambres des Officiers, autant à
caufe du nombre des perfonnes qui s'y raffem-
blent, que par la quantité des bougies qu'ils
ont coutume d'y tenir allumées, fur-tout en
hiver, pour fuppléer au feu qu'il ne leur eft pas
permis d'avoir à bord du vaiffeau.

XVI. Les gens de mer, les paffagers fur-tout,
defcendent volontiers à terre quand le vaiffeau
eft au mouillage, quelquefois ils débarquent fur
des côtes peu fréquentées : je ne dois donc point
terminer ce que j'avois à dire fur les mauvais
effets des moffettes, fans les prévenir de ne pas
fe coucher fur des terreins bas & humides, quelqu'agréable que le fite puiffe leur paroître,
parce qu'il peut s'y élever un méphitifme
capable de les fuffoquer ; il faut également
ufer de précaution pour vifiter des grottes
& des fouterreins ; il eft plus prudent de n'y
entrer qu'en s'y faifant précéder d'une lumiere,
afin d'être averti du méphitifme par la vacilla-
tion de la flamme, qui devient alors bleuâtre,
s'allonge & s'éteint. On trouvera des détails fur
tous ces moyens, dans mon *Catéchifme fur les
Afphyxies*, imprimé à Paris, chez Valade.

SECTION II.

Des moyens de prévenir & de combattre les effets de la traversée.

I. L'EXAMEN des caufes des maladies des Créoles en paffant les mers, conduit naturellement à la maniere de les prévenir & de les combattre. C'eft s'expofer fans doute à des redites, que d'entreprendre de donner des confeils, après ceux de MM. Pringle, Lind, Rouppe, Poiffonnier, Defperrieres, & le réfultat des Voyages du célebre Cook. Mais comme les paffagers pour qui mon travail eft fpécialement deftiné, n'ont pas toujours fous les yeux tout ce qu'on a écrit là-deffus, & que d'ailleurs il eft poffible de moiffonner encore quelques épis dans un champ auffi vafte, ces Auteurs me pardonneront fi j'ofe le parcourir.

II. Le choix du vaiffeau n'eft pas indifférent. On eft moins expofé fur ceux dont l'équipage eft peu confidérable, aux maladies qui réfultent de la réunion d'un trop grand nombre d'hommes. Un navire marchand eft donc préférable au vaiffeau de guerre, lorfqu'il réunit les mêmes avantages & la même fûreté, à moins qu'armé en course & en marchandises, ou servant de transport pour les troupes, le nombre des hommes nécessairement augmenté, ne l'assimile au vaisseau de guerre pour ces inconvéniens.

III. Si les Capitaines de navires étoient plus attentifs à la conservation des hommes, on pourroit conseiller aux Créoles d'exiger qu'il y eût des Ventilateurs dans celui sur lequel ils passent. Mais puisqu'il a été souvent impossible de l'obtenir, même dans nos ports, malgré les instances des gens de l'Art, ainsi que l'atteste M. de Courcelles, premier Médecin de la Marine à Brest, dans une lettre à M. Desperrieres; si la voix imposante des Ministres de santé n'a pas pu ramener les esprits, que pourroit celle des passagers, sur-tout dans des pays où la difficulté de se procurer ces machines, semble justifier cette négligence,

IV. On dit qu'une compagnie de Négocians de Bordeaux avoit proposé de se charger du passage dans les Antilles, & du retour, sur des paquebots ou bateaux de poste, qu'elle offroit d'entretenir à cet effet. Quelle que puisse être la raison qui a suspendu l'exécution de ce projet, il semble que de pareils navires construits sur un échantillon assez fort pour se défendre contre l'ennemi, & coupés pour être bons voiliers, n'ayant d'ailleurs qu'un équipage

peu nombreux, ne portant aucune marchandi-
dife capable d'incommoder les paſſagers par
ſon odeur, & où au contraire la diſtribu-
tion des chambres ménageroit des logemens
plus commodes & plus ſains, feroient infiniment recherchés. L'Etat y trouveroit auſſi l'a-
vantage de faire plus promptement paſſer les
dépêches en tems de guerre, & ces navires par-
tant à des faiſons déterminées, aſſureroient une
correſpondance exacte, telle peut-être qu'on
eſt encore à la deſirer.

V. En attendant que cette entrepriſe utile
puiſſe être généralement exécutée (*a*), les
Créoles doivent diminuer les inconvéniens at-
tachés aux embarquemens ordinaires. Pour cet
effet, ils fortiront journellement de leurs chambres, & viendront dans les tems froids, comme
dans les chauds, reſpirer l'air ſur les gaillards le plus long-tems qu'il leur ſera poſſible,
quand même ils feroient expoſés à la pluie &
aux vagues. La facilité qu'ils ont de changer
de hardes, les garantit de l'inconvénient
de les fécher ſur eux, & avec la précaution

______

(*a*) Le Gouvernement vient de l'autoriſer, mais elle n'eſt
pas encore générale. Les paquebots ne font deſtinés que pour
le paſſage de France à l'Amérique Septentrionale. On doit ce
bienfait au Miniſtre éclairé qui préſide au Département de la
Marine.

caution de bien s'effuyer, il vaut mieux encore braver les injures du tems dans un air falubre, que de fe mettre à couvert dans un air chaud, épais, & prefque méphitique.

VI. Si le choix & les commodités du navire font importans, la qualité de la nourriture n'eft pas moins effentielle à la fanté des paffagers. Ils doivent, en s'embarquant, fe munir en abondance de provifions végétales, de celles fur-tout qui ayant un goût acidule, & pouvant fe conferver fans que la fermentation en foit trop pouffée, fourniffent à-la-fois un aliment léger & un puiffant anti-fcorbutique. De ce nombre font les oignons, le choucroute, les cornichons, l'ozeille & autres légumes femblables, confits au vinaigre ; les pommes - de - terre, fur - tout, le ris, que les Créoles peuvent fe procurer fi facilement ; les boiffons végétales gâfeufes, c'eft-à-dire, plus ou moins chargées d'air fixe, telles que le vin de Bordeaux & celui de Champagne, le cidre, la bière, particuliérement celles qui eft faite avec la décoction du bois de fapin du Nord, appellée pour cela fapinette ; les oranges & les limons en nature, ainfi que leurs fucs plus ou moins épaiffis, & généralement reconnus par tous les voyageurs comme les plus puiffans anti-fcorbutiques. On peut y joindre encore l'eau accidulée avec le vinaigre, le fel d'ozeille, la crême de tartre, la limonade concrete de Falciot. Ce genre de vie fobre & frugal, ne paroîtra peut-être pas affez nourriffant pour les Créoles, accoutumés à la bonne chere. Dans ce cas ils peuvent y joindre les volailles, le poiffon, & même le bœuf & le mouton frais; mais ce doit être avec fobriété. Au défaut de ces derniers alimens, la prudence exige de préférer aux viandes falées des tablettes végéto - animales, faites avec la gelée de viandes blanches, & la décoction concentrée des plantes anti-fcorbutiques. On peut aifément s'en procurer dans les ports de mer, en fuivant les recettes qu'en ont publiées les Auteurs, ou tel autre procédé qu'il plaira d'employer, pourvu que les conditions prefcrites foient obfervées.

VII. On a découvert que la limonade concrete, qui ne doit fa concrétion qu'au fel d'ozeille, contenoit de l'acide vitriolique. A la rigueur, ce mélange qui eft moins de l'invention du fieur Falciot, que de ceux qui préparent le fel d'ozeille en grand, ne peut pas nuire à l'homme fain, ni dans les maladies aiguës, puifqu'on emploie avec fuccès les acides minéraux à petites dofes, pour rendre les boiffons plus rafraîchiffantes. Mais je ne fais pas fi l'ufage en eft fûr dans les maladies chroniques. Il paroît, par le témoignage de plusieurs Médecins Anglois, que la crudité & la dureté des acides minéraux nuit aux scorbutiques ; & tout ce qu'a conseillé M. Desperrieres, pour les adoucir, confirme & justifie cette appréhension.

VIII. On a vu que le scorbut étoit une véritable colliquation des humeurs, & l'expérience a prouvé que ce genre de maladie étoit combattue avec avantage par des substances acides & gâseuses, c'est-à-dire, par tout ce qui offroit dans la décomposition des alimens en digestion, une plus grande quantité d'air fixe acidulé. L'on sait que ce gas est le lien intime des corps, & qu'il se dégage des substances par le ramollissement & la corruption du mucilage animal. On ne fera donc plus étonné de le voir efficacement remplacé dans le scorbut, par celles qui peuvent redonner ce principe conservateur, comme l'ont complétement démontré les ingénieuses expériences de Mac-Bride. A ce sujet, je me permettrai une derniere réflexion, contre le sentiment de ceux qui ont distingué deux especes de scorbut, l'un acide & l'autre alkalin, à cause de la différence apparente des plantes qui concourent également à la guérison de cette maladie. Le goût âcre du cresson & des autres végétaux de la même famille, perfuadoit alors que cette claffe de plantes étoit toute alkaline , & de fes fuccès dans le fcorbut, découloit néceffairement la fuppofition que celui qu'elles combattoient devoit être acide. Mais depuis que Cartheufer & d'autres Chimiftes ont prouvé que le piquant des cruciferes ne venoit que d'un acide extrêmement concentré, la diftinction de deux efpeces de fcorbut s'eft évanouie, & l'on a reconnu que les remedes indiqués ne renfermoient qu'un feul principe , comme ils ne produifent qu'un même effet, en ayant toutefois égard dans leur adminiftration, au degré de la maladie & aux circonftances relatives à l'état du malade , à caufe de leur plus ou moins grande activité.

IX. Ce que j'ai dit des effets de l'atmofphere fur les Créoles, à mefure qu'ils quittent les climats brûlans où ils tranfpirent & fuent d'avantage , pour paffer fous des latitudes dont la température tend de plus en plus à diminuer cette évacuation , exige qu'au choix des alimens on en joigne auffi la modération. Les réparations doivent être proportionnées aux pertes : l'excès de nourriture détruifant l'équilibre du corps fain , caufe néceffairement la maladie ; c'eft ce qui m'a fait infifter fur l'importance du régime végétal.

X. Ce n'eft pas ici le lieu de difcuter fi le

Matelot occupé de la manœuvre a befoin d'une nourriture plus groffiere. J'obferverai feulement que les paffagers riches , tels que le font la plupart des Créoles , étant prefque toujours dans l'inaction , ne doivent pas craindre la févérité du régime à mefure qu'il paffent fous un ciel moins chaud. Sans trop m'écarter de mon fujet , je remarquerai que ceux qui vont dans les deux Indes feroient également bien de s'en tenir à cette façon de fe nourrir , en s'y accoutumant peu-à-peu , autant pour éviter les inconvéniens ordinaires de la traverfée , que pour diminuer la maffe du fang fans l'appauvrir , & prêter moins à la maladie d'acclimatement. Le Docteur Chevalier avoit préparé fon arrivée à Saint-Domingue en fe faifant faigner à la Martinique. Il affure que cette évacuation faite aux atterrages, & une autre qu'il fe prefcrivit en arrivant au cap, lui éviterent la violence des fymptômes de la fievre des nouveaux arrivés. M. Defperrieres accufant les particules maffives du fang d'être le principe de cette fievre , ajoute aux motifs du Docteur Chevalier. La faignée, felon lui , eft indiquée quand on approche de la Ligne ; elle y devient néceffaire à la fanté des équipages , lorfque le vaiffeau , faute de vent , demeure long-tems fans changer de pofition. Rouppe veut auffi que fous cette latitude on diminue la ration des matelots. Les Médecins Anglois adoptent dans les mêmes principes, lorſque dans les préſervatifs de cette fievre, ils placent, en cas de pléthôre, la ſaignée, & même un purgatif léger, une ou deux fois par ſemaine, pendant quinze jours. Ils conſeillent également la modération dans les repas, l'abſtinence de la viande ſalée, & les boiſſons acidulées, & veulent que l'on reſte ſur le tillac autant qu'on peut pour y reſpirer un air pur.

XI. « Quand on aborde, ajoutent-ils, il faut avoir le plus grand ſoin de ne point faire d'excès dans le boire & dans le manger, & ſur-tout ne point s'expoſer à la chaleur du ſoleil ou à l'air de la nuit. Une erreur dans des points ſi eſſentiels, eſt ſouvent ſuivie des conſéquences les plus fâcheuſes. Les alimens doivent être de facile digeſtion, & conſiſter principalement en végétaux & en fruits un peu acides : on peut prendre pour boiſſon de l'eau avec un peu de vin ou de rum ; mais ſur-tout qu'on ait le plus grand ſoin de prendre tous les ſix ou ſept jours, pendant l'eſpace de huit ou dix ſemaines, un purgatif doux, juſqu'à ce que le tempérament ſoit un peu fait à la chaleur de ces climats ». *Méde-cine pratique de Londres*, pages 37, 38. Un autre Auteur plus récent, M. Fontana, à qui nous devons l'excellent Ouvrage dont il a déja été fait mention , n'a pas la même confiance à la saignée; il va presque jusqu'à lui donner l'exclusion. L'usage du régime végétal pour les Créoles , concilie les deux avis , puisqu'en prévenant les accidens causés par la pléthôre , il dispense à la rigueur d'ouvrir la veine , à moins que les signes bien évidens de pléthôre n'en indiquassent la nécessité.

XII. Quoique je n'aie pas mis la petite vérole au nombre des maladies auxquelles les Créoles font le plus particuliérement exposés dans la traversée, cette éruption n'est pas moins à craindre pour eux par les ravages qu'elle cause souvent dans les vaisseaux. Quelques précautions & quelques soins que prennent les passagers distingués, pour ne point communiquer avec l'équipage , les moyens de contact font si fréquens dans un espace aussi circonscrit , l'air même y est si disposé à fe charger de miasmes contagieux , qu'il est difficile d'éviter cette maladie. Pour ne pas en courir le danger, le Créole qui n'a pas eu la petite vérole dans son pays , doit se faire inoculer avant que de passer en Europe , non-seulement parce qu'il devient plus dangereux pour lui d'avoir cette éruption dans nos climats , mais parce qu'indépendamment de ce premier risque , il courroit celui d'en être atteint à bord du vaisseau , au milieu de causes de mort les plus actives. Ce conseil, comme le précédent, regarde aussi bien ceux qui passent dans les deux Indes, quand ils n'ont pas payé ce tribut ; ils seroient exposés aux mêmes dangers dans la traversée, & à de plus grands encore avant d'être acclimatés ; sur-tout si cette éruption avoit lieu conjointement avec la fievre des nouveaux débarqués.

XIII. Ne pourroit-on pas étendre cette précaution avec bien plus d'avantage sur les matelots ? Les ravages causés sur les vaisseaux par la petite vérole, sont très-connus, & malheureusement assez fréquens ; & ne fût-ce que l'inconvénient de multiplier les malades dans un séjour par trop resserré, cela seul mériteroit ce me semble, l'attention de faire inoculer tous ceux qui ne l'ont pas eue. Les difficultés qu'on pourroit opposer, seroient bientôt levées. Comme elles ne pourroient venir que de la résistance des matelots, & du peu de tems qui reste quelquefois entre celui où on les rassemble pour armer les vaisseaux, & celui du départ, il suffiroit d'exiger que ceux mêmes qui commencent à naviguer sur les navires marchands, les mousses, sur-tout, ne pussent être classés sans avoir été préalablement inoculés ; & comme il faut peu de jours pour l'inoculation, on trouveroit encore le tems de la pratiquer, fur les Volontaires mariniers, dans l'intervalle de l'armement même le plus précipité.

XIV. En attendant que cet avis puiſſe être adopté , le traitement de la petite vérole natu-relle fur mer, exige la plus grande attention. Il faut la conduire comme l'inoculée ; ne point retenir les malades dans l'entre-pont , ni les deſcendre dans la cale ; l'air des gaillards leur convient davantage , quelque froid qu'il puiſſe être , il eſt toujours préférable à celui de l'inté-rieur du vaiſſeau , dont la chaleur humide ren-droit confluente l'éruption la plus diſcrete ; ſi d'ailleurs les émanations contagieuſes qui y regnent ne donnoient pas lieu fréquemment à la malignité , & à la fievre ſecondaire & pu-tride , qui plus ſouvent encore fait périr les malades. Toujours, d'après ces principes , affermis par l'expérience des Inoculateurs , on donnera largement aux malades des boiſſons acidulées ; le régime végétal obtiendra la préfé-rence excluſive, & l'on adminiſtrera dès le com-mencement de la maladie , un ou deux purga-tifs énergiques , dont l'action , au moment même de l'éruption , en diminuera la vio-lence. Ces remedes réuſſiront également bien dans la fievre de ſuppuration , ſi juſtement redoutée. La deſſiccation de la petite vérole,

doit

doit être conduite de la même maniere ; alors, plus que jamais, il faut purger le malade, afin de prévenir les dépôts qui en font les suites, & qui deviendroient plus dangereux fur mer que par - tout ailleurs. On objeĉtera peut-être, contre cette méthode générale, les cas particuliers de malades dont la foibleffe femble exiger des cordiaux pour faciliter l'éruption : mais l'expérience a prouvé que l'air frais & pur, & les boiffons acidulées, en donnant du reffort à la peau, réuffiffoient mieux que les cordiaux incendiaires. D'ailleurs, en fe permettant de donner du vin & du fucre, ou d'autres remedes femblables contre l'extrême foibleffe du pouls, & le trop grand abattement des forces, on gagneroit toujours d'expofer les malades au grand air ; puifqu'ils feroient traités comme le font les enfans des payfans dans nos campagnes, & avec le même fuccès.

XV. Ne terminons pas cet article fans répéter que quand la petite vérole débute par des fymptômes graves, & lorfqu'ils prennent ce caraĉtere pendant fon cours, les véficatoires appliqués les premiers jours de l'éruption, offrent un des plus grands moyens d'y remédier. Avertiffons enfin ceux qui font chargés de la fanté des gens de mer, que même dans la fievre de fuppuration, les purgatifs produifent des effets falutaires , fur-tout lorfque le tiffu cellulaire eft plein de férofité, & que les boutons de la petite vérole s'affaiffant & noirciffant à-la-fois , paroiffent rentrés ou gangrenés. Le mercure doux, affocié au jalap ou à la fcammonée, aux dofes proportionnées à l'âge du fujet, fourniffent alors un remede capable d'évacuer cette férofité âcre & gangreneufe, & de redonner à la peau l'activité néceffaire pour expulfer entiérement la matiere dépofée dans fes couloirs. Il faut pourtant que la petite vérole ne foit pas compliquée avec la diffolution fcorbutique ou de toute autre nature ; fans quoi le mercure , même à petite dofe , produiroit de funeftes effets.

XVI. Les fievres putride & maligne qui fe déclarent fi fouvent dans les vaiffeaux , menacent indiftinctement l'équipage & les paffagers les plus foigneux à s'en garantir. Il feroit donc également utile de les prévenir. Les avant-coureurs de ces redoutables maladies font toujours un pouls lent & gêné , une laffitude accompagnée de trifteffe & de dégoût, un poids au creux de l'eftomac, la bouche pâteufe, & la langue, les gencives & les dents couvertes d'une matiere gluante , de couleur porracée. Le Matelot traîne ainfi pendant quelques jours , dégoûté de tout aliment , & fuccombe après avoir inutilement réfifté. En indiquant ce qui peut garantir l'équipage de ces fievres , c'eft dire auffi aux Créoles comment ils doivent fe conduire pour les éviter , peut-être même ajouter aux moyens de préferver les matelots des coups mortels qui dépeuplent les efcadres. Je voudrois donc qu'indépendamment du renouvellement de l'air de l'entre-pont , qui devient indifpenfable , chaque jour les Matelots fe préfentaffent devant les Officiers de Santé , & qu'à la premiere apparence de ces fymptômes , ils fuffent mis pour un ou deux jours au régime ; qu'on leur donnât un léger vomitif , & qu'ils priffent abondamment d'une boiffon préparée avec le fel d'ozeille , la crême de tartre , le vinaigre , ou toute autre fubftance végétale acidulée. Ces hommes entaffés pour ainfi dire les uns fur les autres , & n'ayant individuellement qu'une très-petite portion d'air à refpirer , reçoivent fans ceffe par les alimens, par la refpiration & par la déglutition, les émanations méphitiques dont l'atmofphere eft furchargée : c'eft de ce premier dépôt de contagion qui infecte toute la membrane pituitaire du nez , des finus de la face & celle des bronches , & qui attaque les tuniques de l'eftomac , que provient la maladie , laquelle, envifagée de cette maniere , eft véritablement inoculée. Peut-être eft-ce

E ij

encore pour cette raifon que le fcorbut fe répand avec tant de violence dans les vaiffeaux.

XVII. Les Créoles s'embarquent quelquefois avec des maladies de peau , pour la guérifon defquelles ils ne ceffent d'importuner les Chirurgiens. Ils n'exigent pas moins d'eux d'être promptement délivrés des fievres d'accès , quand ils en font atteints. Une maladie contre laquelle ils réclament des fecours en apparence plus preffans , c'eft la vénérienne , fur-tout quand les fymptômes de cette contagion fe font déclarés après leur départ. Dans tous ces cas , leurs defirs font d'autant plus aifés à fatisfaire , qu'il eft peu de Chirurgien de mer qui ne fe croie poffeffeur d'excellens remedes contre ces affections. Je ne prétends point ici refufer cette poffeffion à ces derniers : je fais que ceux des vaiffeaux du Roi font inftruits , & que , parmi les Chirurgiens des navires deftinés pour les grands voyages , il en eft d'auffi éclairés que les premiers. Cependant je ne peux me difpenfer d'obferver que le quinquina doit entrer en très-petite quantité dans les remedes qu'ils emploient ; qu'il faut fe méfier de ce médicament , qui fouvent ne calme la fievre que pour la laiffer revenir avec plus de force , & qui donne lieu à l'embarras des vifceres du basventré, lorsqu'il est administré trop tôt & à trop forte dose, ou qui prépare des convalescences longues, pénibles, quelquefois accompagnées de la bouffissure des jambes, symptôme toujours redoutable chez les gens de mer, qui y sont naturellement disposés. Les autres remedes amers, tels que la rhubarbe, l'absynthe, la petite centaurée, la camomille, associés avec les sels purgatifs, doivent avoir la préférence, sur-tout avec des malades dont l'épigastre est irritable, & le foie presque toujours plus ou moins empâté : les Auteurs qui ont écrit sur les maladies des gens de mer, n'ont qu'une voix là-dessus. On doit éviter avec le même soin les spécifiques anti - dartreux, tirés du regne minéral, puisqu'ils tendent tous à atténuer le sang & la lymphe, & que, dans l'état de dissolution plus ou moins considérable de ces fluides, administrer des remedes pareils, ce seroit en accélérer la corruption, & détruire sans espoir la machine, sous le prétexte illusoire d'attaquer un mal qu'il eût été possible de combattre plus sûrement dans un autre tems. Cette vérité est encore confirmée par le témoignage de Desportes, de Rouppe, &c. Des motifs non moins puissans excluent le traitement de la maladie vénérienne : en effet, on ne peut se dissimuler que, malgré toutes

E iij

les précautions poſſibles, le vif-argent ſe porte à
la bouche ; & les Praticiens ont remarqué que
l'uſage de ce minéral laiſſoit le ſang & les humeurs dans un état de diſſolution qui ne ſe
diſſipoit qu'avec le tems & le régime. Une raiſon plus forte encore de ne point commencer
ſur mer le traitement de cette maladie , c'eſt
qu'il eſt rare qu'on en obtienne la cure radicale,
lorſqu'elle eſt compliquée avec le ſcorbut ,
ou les dartres , & qu'il eſt plus difficile de
rencontrer un Créole revenant en Europe,
qui , par ſes diſpoſitions ou par l'effet de la traverſée , ne renferme en lui plus ou moins le
germe de quelqu'une de ces deux dernieres
affections. Le ſublimé corroſif ou tel autre ſel
mercuriel avec excès d'acide, comme le ſyrop de
Bellet , le mercure éthéré de M. Cadet , donnés à de très-petites doſes , mitigés par l'uſage
de la tiſane de riz , d'orge , ou de toute autre
ſubſtance farineuſe , & alongés dans un grand
volume d'eau , peuvent ſeuls être adminiſtrés ,
ſi l'intenſité des ſymptômes exige indiſpenſa-
blement l'uſage du vif-argent.

XVIII. Les maux de cœur occaſionnés par
le tangage & le roulis, & généralement connus
ſous le nom de mal de mer, ne durent ordinairement que peu de jours ; on y remédie aiſément par la thériaque , la teinture

anodyne & l'éther. On ne fauroit auffi facilement combattre l'odeur du fucre & celle de l'intérieur du navire, fi ce n'eft en fe tenant fur le tillac le plus long-tems qu'il eft poffible.

XIX. La colique dont j'ai parlé, à l'occafion de l'odeur de la peinture, exige un traitement particulier. Ce n'eft point par les remedes relâchans, ni par les faignées, qu'il faut la combattre. Il eft reconnu que la faignée ne réuffit pas dans cette occafion, & que l'ufage des délayans & des adouciffans, s'il n'eft pas auffi nuifible, fait du moins perdre un tems que l'on eût pu employer avec plus d'avantage. Voici la méthode adoptée par les Médecins - Praticiens de cette Capitale. « On donne d'abord au Malade un » lavement purgatif ; dix heures après on lui » en fait prendre un autre, compofé de parties » égales d'huile de noix & de vin rouge. Le » lendemain on lui adminiftre le tartre ftibié, à » forte dofe, mais proportionnée toujours à fon » âge, fes forces & fon tempérament. Le foir, » il prend un bol de thériaque, avec un grain » d'opium, que l'on continue le troifieme jour. » Le quatrieme, on le purge avec un fort pur- » gatif, & on le met à l'ufage d'une tifane » fudorifique ». Si la colique ne cede pas à ce premier traitement, on le recommence ; mais on eft rarement obligé d'y revenir. La

paralyfie qui fuccede fouvent à cette maladie ;
réfifte rarement à l'électricité, aux purgatifs , aux
eaux ferrugineufes, & aux linimens aromatiques.
On fent affez par l'expofition de cette méthode,
qu'il feroit dangereux de confondre cette colique avec celles qui font accompagnées d'irritation & d'inflammation.

XX. Les fecours contre l'afphyxie n'exigent
pas moins d'attention. Les corps afphyxiés
par les moffetes , ayant été furpris par le
méphitifme , fe trouvent dans un état de
chaleur & d'infection qui indique l'adminiftration des ftimulans froids & anti-putrides , tandis que les afphyxiés par immerfion , exigent
des ftimulans d'un genre oppofé. De cette indication atteftée par le fuccès , il réfulte que le
traitement des premiers confifte uniquement à
les retirer du lieu méphitique , à les placer
dans l'air libre & frais du pont ou des gaillards ,
à les y coucher fur le côté , ou les tenir
fur leur féant, & à leur jeter fans ceffe de l'eau
fraîche à travers le vifage & fur la poitrine ,
après les avoir préalablement dépouillés de
leurs hardes, & dégagés du col , des jarretieres
& tous autres liens qui pourroient retarder le
retour de la refpiration. Une précaution effentielle, quoique minutieufe en apparence, c'eft
de tourner la face de l'afphyxié vers l'endroit

d'où vient le vent, & d'avoir un feau toujours plein d'eau, pour lui en jeter fans ceffe fous le nez, avec un verre, afin que la projection foit plus forte, plus aifée, & moins interrompue.

XX. La maniere de fecourir les noyés, confifte au contraire à les effuyer le plus promptement qu'il fera poffible, même à les rapprocher du feu des cuifines : on les frotte enfuite avec des linges chauds ou avec des flanelles ; & après les avoir placés fur un matelas, on les recouvre s'il fe peut avec une couverture de laine. En même tems on injecte dans leur fondement la fumée de tabac, par le moyen d'une boîte fumigatoire, au défaut de laquelle on peut employer deux pipes à tuyau flexible, dont les fourneaux pleins de tabac embrâfé, foient appliqués l'un fur l'autre par leur grande ouverture, le canon de l'une des pipes étant reçu dans le fondement, tandis qu'un fumeur les fait brûler en tenant dans fa bouche le canon de l'autre pipe.

XXI. La conftance eft néceffaire dans l'adminiftration de ces fecours, mais il faut bien fe garder de les affoiblir par la faignée. La mort apparente & fubite n'étant point une apoplexie, comme quelques Auteurs l'ont penfé, mais feulement la fufpenfion de la vie, ouvrir la veine alors, ce feroit donner lieu à l'affaiffement des vaiſſeaux , détruire l'équilibre entre les ſolides & les fluides , d'où dépend en partie la circulation & la vie , & changer en mort réelle ce qui n'en étoit une qu'en apparence. Je ne parle point ici des moyens qui conviennent après le retour des fonctions; le repos, la diete, l'air libre, & des purgations douces , ſont eſſentiellement néceſſaires , ſur-tout contre l'effet des moffetes, dont la qualité délétere peut donner lieu à des ſymptômes ſemblables à ceux des maladies putrides. De même l'excluſion de la ſaignée n'eſt pas tellement abſolue , qu'il ne faille pas l'employer quelquefois , quand les aſphyxiés ont repris l'uſage de leur ſens : mais ce ne doit être qu'après que la circulation a été parfaitement rétablie , encore faut-il toujours qu'elle ſoit indiquée par des meurtriſſures ou des bleſſures occaſionnées par quelque chûte. C'eſt aux Médecins & aux Chirurgiens appellés dans ces momens, à prononcer ſur la néceſſité d'ouvrir la veine , & à conduire le malade juſqu'à ſon parfait rétabliſſement.

TROISIEME PARTIE.

De la santé des Créoles , arrivés en Europe , &
des moyens de la conserver ou de la rétablir.

SECTION PREMIERE.

Des Maladies des Créoles en Europe.

I. LE tempérament originaire des Créoles ;
dans leur Patrie, une fois déterminé, & l'altération qu'il reçoit par la traversée , mieux
saisie , nous arrivons enfin à l'examen de leur
santé, dès qu'ils sont établis en deçà des Tropiques.

II. Tout , excepté la température , semble
alors conspirer contre les Créoles. A peine ont-
ils mis pied à terre , que des invitations répétées les forcent à prendre des repas somptueux,
où la quantité & la succulence des alimens
deviennent pour eux autant de causes de maladies. Ces mets ont le même aspect que ceux
des climats chauds, mais ils nourrissent davantage : & comme on a vu les Européens particuliérement affectés dans ces mêmes climats,
à cause de l'abondance & de la richesse de leur

fang ; de même les Créoles , accoutumés à fe nourrir de fubftances légeres, ont tout à craindre du paffage fubit de ce genre de vie à celui que leur offrent les contrées Européenes. Auffi, peu de tems après leur arrivée , plufieurs font-ils atteints de fievres continues putrides , dont le foyer eft prefque toujours dans les premieres voies : elles portent d'ailleurs un caractere d'irrégularité dans les redoublemens & dans les friffons, qui les feroit regarder comme intermittentes. Au fond , elles ne font que fubfiftantes ; les redoublemens rentrent l'un dans l'autre, à moins que ces fievres, que l'on pourroit auffi appeller d'acclimatement , ne prennent le caractere des maladies régnantes , & ne deviennent alors plus dangereufes.

III. Les jeunes Créoles y font plus expofés que les adultes, autant parce que les parens leur accordent trop aifément leurs fantaifies, que parce qu'étant préfens à tous les repas , ils reçoivent de toutes mains ce qui peut vicier leur digeftion. D'ailleurs , puifque la fucculence des alimens nuit aux adultes, elle doit bien plus affecter les enfans, dont les forces digeftives font plus foibles encore. On a de la peine à concevoir jufqu'à quel point leur eftomac eft irritable ; toujours prêts à vomir, un rien les y excite , & c'eft avec une violence souvent effrayante. J'en ai vu un qui, pour avoir pris une once & demie de manne, a rejeté pendant trente-six heures une matiere porracée, épaisse, & très-amere.

IV. Les maladies éruptives qui se compliquent avec ces premieres affections, en deviennent souvent plus dangereuses : je veux parler sur-tout de la rougeole & de la petite vérole. Et comment une éruption compliquée avec la fievre, & se faisant à travers une peau, quelquefois dartreuse, parsemée de taches scorbutiques, ou qui y est toujours plus ou moins disposée, pourroit - elle ne pas entraîner vers de grands dangers? J'en ai vu de si terribles effets ! C'est ce qui me fait rappeller encore aux Créoles la nécessité de l'inoculation. Trop de motifs les y engagent, pour qu'aucun d'eux puisse désormais négliger cette précaution salutaire & rassurante.

V. Le Médecin Praticien réfléchissant sur le caractere de ces premieres affections, les trouvera tout-à-fait semblables à celles qu'éprouvent les Européens dans leur propre climat, lorsqu'un tems un peu frais succede rapidement à de grandes chaleurs, ou lorsque, par imprudence, les sujets se sont exposés au froid après des exercices violens, faits à l'ardeur du soleil. La saison variable de cette année 1783 en a

fourni la preuve : on a vu que la rougeole, la fievre rouge ſcarlatine, les tierces, les ſubintrantes
& les bilieuſes avoient été très-communes. Par
la même raiſon les Créoles, toutes choſes égales
d'ailleurs, ſont plus ſujets en Europe aux maladies inflammatoires, que les Européens, quand
ces ſortes d'affections vienn à régner. Quoiqu'ils ne paroiſſent pas ſi expoſés, dans nos climats, aux maladies du foie, telles que ſon
agrandiſſement, ſon inflammation, ſa ſuppuration & ſes différentes obſtructions, cependant
ils en ſont quelquefois atteints, ſoit qu'ils y
aient des diſpoſitions, ſoit que leur maniere de
vivre y donne lieu. L'agrandiſſement de ce
viſcere, même chez les Européens, eſt portée
quelquefois au point de voir le foie s'enflammer
& ſuppurer. Ce dernier accident n'eſt pourtant
pas ſi commun que dans les pays chauds. Ce
qui étonnera peut-être, c'eſt qu'en Europe,
comme entre les deux Tropiques, il n'eſt pas abſolument dangereux. J'ai eu lieu d'obſerver que
l'ouverture & la déterſion de l'abcès ſe fai-
ſoient d'une maniere paiſible, & ſans autre accident que la longueur de la maladie.

VI. Un ſymptôme que j'ai plus d'une fois rencontré, & dont les Européens ſont menacés autant que les Créoles dans les grandes chaleurs,
c'eſt la plénitude bilieuſe du duodenum. Depuis
long-tems les Praticiens ont préſumé que cet

inteftin étoit fujet à des affeations particulieres, plufieurs même d'entr'eux ont defiré qu'on s'appliquât à les connoître. Ce travail exigeroit des détails, dans lequel les bornes de cet Ouvrage ne me permettent pas d'entrer. Je me bornerai donc à obferver que la conformation de cet inteftin, fa pofition & fes ufages, font que la bile s'y amaffe fouvent au point de l'engorger. C'eft un fecond eftomac, où le chyme fe mêlant avec cette humeur, éprouve une nouvelle coction, qui, fuivant qu'elle eft plus ou moins vicieufe, peut occafionner des accidens d'autant plus fâcheux, qu'il eft alors moins aifé d'y remédier.

VII. L'on a vu que fi les climats tempérés paroiffent en général plus favorables aux Créoles, que les climats chauds, il n'en falloit pas moins avoir égard à l'impreffion que la variation de l'atmofphere pouvoit produire fur eux. En effet, l'intempérie de l'air les affeate quelquefois fi vivement, qu'ils font obligés de fe chauffer même en été, pour peu que le tems vienne à fe rafrî chir. Difpofés naturellement aux fluxions, par les viciffitudes journalieres de leur ciel, ils s'enrhument plus aifément en Europe; ils y font auffi fujets à la jauniffe, & à une fenfibilité du creux de l'eftomac, qui prépare ou accompagne cette maladie. Telle eft encore leur difpofition à la mélancolie , qu'ils paffent fubitement de l'excès de joie à l'excès de trifteffe , & qu'au milieu des jouiffances de tout genre que l'opulence & le repos leur procurent en Europe , on les voit s'ennuyer , languir, quelquefois même tomber dans la phthifie pulmonaire s'ils font jeunes , ou dans la mélancolie & la confomption , fi le bel âge eft paffé.

VIII. Ils y éprouvent auffi des reffentimens de la colique des Peintres , quand ils l'ont eue à bord du vaiffeau; mais ces accidens font rares. J'en ai entendu parler plus que je ne les ai vus. Les dartres, au contraire , les pourfuivent dans les climats tempérés. A la vérité , elles ne fe manifeftent pas toujours par une éruption violente & humide , telle qu'on l'éprouve aux Ifles, où communément on les voit fuppurer; mais c'eft au moins par des taches jaunâtres , avec prurit , qui s'étendant en maniere d'herpes , précedent ou accompagnent le teint bilieux, la jauniffe, le flux hémorroïdaire opiniâtre, & l'embarras plus ou moins confidérable du foie.

IX. Les efflorefcences & les rougeurs de la peau font le partage des jeunes enfans, comme des adultes; les premiers fur-tout éprouvent de petits boutons, qui fe grouppent d'abord, & s'étendent enfuite en maniere de dartres. Il eft bien vrai

que

que cette maladie eſt quelquefois héréditaire ,
& qu'alors elle mérite l'attention du Médecin ;
mais , excepté dans ce cas , les parens ne doivent pas s'alarmer autant qu'ils le font ſur ce
ſymptôme. Cette abondance d'humeur qui
tient au développement du tempérament, diminue à meſure que le tempérament ſe forme,
& ceſſe enfin aux approches de la puberté.

X. Une diſpoſition naturelle, provenant du
relâchement des bourſes, auquel les Orientaux
ſont ſujets, conduit ſinguliérement les hommes
à l'hydrocele. De leur côté, les femmes ont des
fleurs blanches abondantes, & de mauvais caractere : expoſées à la répercuſſion du lait ,
lorſqu'elles paſſent en Europe, peu de tems
après leur couche, en général elles n'ont pas
la matrice en bon état , & l'époque de leur tems
critique eſt conſtamment laborieuſe. Elles
ſont même ſujettes plus que les femmes d'Europe , aux douleurs de rate, à l'ulcere , au
ſquirrhe & au cancer de la matrice. L'irritabilité
qui tient à leur tempérament, la diſpoſition cachectique, & les embarras divers des viſceres
qui menacent ou affectent les Créoles de l'un
& de l'autre ſexe, compliquent & augmentent
ces accidens.

XI. Il ne faut pas confondre ces douleurs de
la rate, avec ce qu'on appelle grandes rates,

F

dont il a déja été question. Les femmes éprouvent souvent ce sentiment douloureux , sans l'augmentation du volume de ce viscere à l'approche du tems critique, ou quand les regles ont cessé. Cependant, comme ce dérangement cause des accidens qui rendent le corps plus ou moins cachectique , principalement chez les Créoles, qui sont naturellement sujettes à l'embarras des visceres du bas-ventre , & à la colliquation des humeurs , la distinction que je viens d'établir entre la douleur de la rate & la grosseur de ce viscere , n'empêche pas que ces deux symptômes ne se réunissent quelquefois , ce qui complique la maladie , & la rend plus longue & moins supportable.

XII. J'ai dit que les Créoles étoient disposés à la phthisie pulmonaire ; cela vient autant des fluxions fréquentes qu'ils contractent

____

(1) Aux autorités déja citées, pour prouver que l'agrandissement de la rate est un symptôme assez commun en Europe, je dois joindre le témoignage du Docteur Pringle, qui en avoit fait la remarque sur les soldats, lorsqu'il étoit Médecin d'armée. Cependant il faut convenir que toutes choses égales d'ailleurs, la grosseur de la rate se manifeste plus fréquemment dans les pays chauds, dans les grandes Indes, sur-tout, où les naturels du pays la regardent & la traitent comme une maladie particuliere.

dans leur pays, que de la difpofition de leur fibre, & fur-tout de l'acrimonie bilieufe & dartreufe déja remarquée, laquelle infectant la matiere de la fluxion, produit tôt ou tard des ravages funeftes. Communément cette phthifie n'eft ni tuberculeufe, ni l'effet d'une fuppuration primitive des poumons; elle vient plutôt d'un catarrhe bilieux & dartreux. Telle eft en effet la marche de l'humeur dartreufe-bilieufe, que foit qu'elle fe porte à la furface intérieure du corps ou à l'extérieure, elle fe manifefte toujours plus ou moins à la gorge & au fondement; que fouvent il s'écoule de l'une ou de l'autre de ces parties, une matiere à-la-fois âcre & gluante, qui rougit le contour de l'anus, l'excorie, & qui, par fon âcreté, affectant également le fond de la gorge, excite les malades à ratiffer leur gofier par une toux forcée, au point qu'après avoir long-tems fatigué cette partie, déchiré plufieurs fois les artérioles qui rampent à fa furface, & attiré le flux de la matiere muqueufe, au détriment de la nutrition & de la réparation du corps, cette humeur fixée fi près des poumons, fe jette fur ce vifcere, qui, partageant le dépériffement général, n'en eft que plus promptement corrodé par la cauftité de cette matiere ainfi fixée. Il eft encore reconnu que dans ces fortes de cas, le foie plus plein & plus volumineux que dans l'état naturel , ajoutant à ces maux , gêne & contraint le jeu du diaphragme ; qu'il donne lieu à la toux convulsive , & que cette disposition maladive rend les digestions pénibles & venteuses. Hélas ! c'est par toutes ces causes réunies , qu'est morte, il n'y a pas long-tems , une jeune Dame , qui réunissant les graces , les talens & la beauté , aux qualités plus précieuses encore du cœur & de l'esprit , a mérité les regrets de tous ceux qui avoient eu le bonheur de la connoître.

XIII. Une remarque importante au sujet de l'humeur dartreuse , c'est qu'elle cause dans la gorge & au fondement une sécheresse & des démangeaisons , qui , prises par les malades comme des reliquats de la contagion vénérienne , mal guérie , héréditaire, ou contractée dès leur naissance , troublent souvent leur imagination. Ils deviennent bien plus inquiets, si l'écoulement qui se faisoit par la marge de l'anus, disparoissant tout-à-coup , vient à se manifester par le canal de l'urethre , & à la surface du prépuce & du gland , chez les hommes , & chez les femmes , aux parties externes de la génération, avec rougeur, chaleur & douleur. Alors cet accident , si ressemblant à la gonorrhée, leur en impose ; & pour peu que les personnes de l'art qu'ils consultent , soient disposées à les confirmer dans cette erreur, ils n'héfitent pas de recommencer un nouveau traitement, trop fouvent capable d'opiniâtrer les fymptômes, ou de les rendre plus graves.

XIV. A cet égard, leur crainte eft fi grande, qu'il faut bien du tems & du raifonnement pour diffiper l'épouvante qu'effaient toujours de jeter dans leur efprit, ceux qui cherchent à profiter de ce moment d'effroi, pour les traiter de nouveau. Malheureufement ces derniers trouvent des fujets la plupart mélancoliques, qui, dans l'efpoir d'un mieux defiré, les écoutent avec confiance. Le nombre des victimes de l'impéritie & de la cupidité eft inconcevable. J'ofe affurer qu'il s'en trouve plus de cette claffe que de celle des malades réellement atteints de mal vénérien. Ces appréhenfions font plus grandes encore chez les Créoles, qui, naturellement difpofés à la mélancolie, regorgeant de bile, & fujets le plus fouvent aux fignes équivoques de l'humeur dartreufe, font d'autant plus portés à les regarder comme vénériens, qu'ils ont plus ou moins expofé leur fanté. C'eft auffi la raifon pour laquelle je m'éleve fi fort contre cet abus, dont les moindres fuites font d'augmenter l'acrimonie & la diffolution des humeurs, & d'accélérer les infirmités de la vieilleffe.

XV. En vain les gens à secret chercheroient à combattre ces appréhensions, en assurant aux malades que quand même les symptômes ne seroient que dartreux, on peut également les attaquer par des remedes anti-vénériens : inutilement encore prétendroient-ils que ces dartres ont le mal vénérien pour cause premiere, lorsqu'elles surviennent après le traitement de ce mal. Il n'est point rare de voir après les remedes les plus méthodiquement administrés, cette éruption se manifester à la peau ; & telle est la propriété du mercure, que soit qu'il chasse au dehors l'humeur dartreuse en même tems qu'il détruit la vénérienne, soit que l'agitation qu'il produit donne lieu à la formation des dartres, de maniere ou d'autre, il en provoque la sortie quelque tems après l'avoir employé. Combattre alors cette éruption par ce remede, ce feroit en augmenter le foyer, aigrir le mal, & nuire essentiellement au malade. Il n'est qu'un cas où les dartres soient véritablement vénériennes, & où l'on puisse les attaquer avec succès par le spécifique connu ; c'est lorsque la maladie vénérienne négligée, ou seulement palliée, a dégénéré au point que la peau s'est couverte de pustules dartreuses : encore ce symptôme porte-t-il un caractere particulier qu'une longue pratique fait reconnoître mieux qu'on ne le pourroit décrire. La peau ne démange presque point alors ; l'éruption se fait plutôt en forme de croûte que sous celle d'efflorescence ; cette croûte est parsemée de points livides, & ce n'est le plus souvent que conjointement avec des pustules vénériennes & d'autres symptômes complétement caractéristiques, que cette maladie de peau se déclare.

XVI. De la complication de l'humeur dartreuse avec la vénérienne, dépend un autre symptôme non moins inquiétant ; je veux parler de l'obstination des gonorrhées. L'opiniâtreté de cet accident vient de ce que le virus ayant une fois excorié le canal de l'urethre, à-peu-près comme le sain-bois & le vésicatoire produisent cet effet sur la peau, l'humeur dartreuse, qui jusqu'alors ne s'étoit point manifestée, ou qui s'étoit déposée ailleurs, s'y porte en abondance. Rien de plus difficile que de tarir un écoulement, qui élude alors l'énergie du spécifique de la premiere contagion. C'est encore cette même humeur dartreuse qui envenime certains symptômes cutanés, dont les progrès sont quelquefois très-rapides. Ce que je dis mérite toute l'attention des Praticiens, & peut donner lieu à des obfervations très-intéreffantes dans le traitement du mal vénérien.

XVII. Un nouvel effet de cette humeur, quand elle quitte la peau, eft celui de fe jeter fur les inteftins, & d'y caufer un dévoiement opiniâtre qui femble tenir de la dyffenterie par l'infection des matieres, les épreintes, les felles glaireufes & teintes de farg. Cet accident, très-commun aux Ifles , pourfuit quelquefois les Créoles jufqu'en France , & rend leur traverfée périlleufe. Dans quelque lieu qu'il les affecte, on doit le diftinguer de la vraie dyffenterie, du dévoiement colliquatif fcorbutique, & du flux hémorroïdal, avec lefquels il a tant de reffem-blance. Arrêtons - nous un inftant à fa caufe. Le corps a deux furfaces , l'une extérieure, & l'autre intérieure ; cette derniere , comprife depuis la bouche jufqu'au fondement , eft connue fous le nom de premieres voies ; l'une & l'autre féparent une même humeur, appel-lée tranfpiration infenfible , qui quelquefois s'exprime affez fort pour former ce que l'on nomme alors *fueur*. Quand la fueur & la tranfpiration diminuent, ces deux excrétions font remplacées par la liberté du ventre, une expectoration plus forte , ou par des urines copieufes. Qui ne connoît point ce vieux

adage de Médecine : *Cutis denfitas , alvi raritas ?*
Il en eft de même des autres humeurs que
la nature pouffe à la peau ; lorfqu'elles ne
peuvent pas y arriver, ou fi quelque caufe les
répercute, elles fe portent vers les excrétoires
analogues. De-là ces catarrhes, ces toux opiniâtres, qui quelquefois dégénerent en pulmonie ; ces urines troubles, fablonneufes, rouges, brûlantes ; ces bouffées de fievre qui durent jufqu'à ce que l'humeur foit fixée quelque part : enfin, le dévoiement provenant également de l'abondance de l'humeur que la nature dépofe à la furface de ces vifceres, & qui,
en les irritant beaucoup, caufe des tranchées,
& y détermine le flux continuel d'une férofité
âcre & copieufe. J'ai vu même chez des Européens cette redoutable évacuation, que j'appel-
lerai dartreufe, durer pendant des années entieres, tantôt plus fort, tantôt avec moins
d'abondance : mais je l'ai obfervée plus fouvent fur les Créoles, qui en font fréquemment
atteints dans leur pays.

XIII. L'affection hémorroïdale, fi commune
chez les Indiens, me paroît dépendre du même
vice : comme ils y font auffi fujets en France,
il eft bon d'en parler ici, autant pour remplir
la tâche que je me fuis impofée, que pour
propofer quelques réflexions générales fur cette

incommodité plus férieufe qu'on ne le penfe. Rarement les hémorroïdes fe gonflent fans une plénitude de la veine-porte , & un reflux de fang vers ces dernieres diftributions des vaiffeaux , qui fuppofe toujours de l'embarras dans quelque vifcere du bas-ventre, principalement dans le foie, où l'on fait que la veine-porte va fe dégorger. De-là vient que Sthal , qui a fi bien traité ce fujet , a appellé *la veine-porte , ou veine des portes , la porte de tous les maux.* Mais on a vu que le foie étoit le vifcere qui fouffroit le plus dans les Créoles , & que c'étoit au reflux de la bile , à fon excès, & à l'augmentation de fon acrimonie , qu'il falloit attribuer l'humeur âcre, qui , mêlée à celle de la tranfpiration, jauniffoit la peau, la rendoit farineufe, y formoit des plaques de même couleur, connues fous le nom de taches hépatiques, ou donnoit lieu à l'éruption des boutons, tantôt miliaires, tantôt plus élevés , quelquefois épars & plus fouvent groupés , qui , foit qu'ils fuppuraffent & s'élevaffent en croûtes , foit qu'ils ne rendiffent aucune férofité , formoient de véritables dartres. Voilà donc les hémorroïdes & l'humeur dartreufe ayant un même foyer.

XIX. Enfuite, fi l'on confidere que ceux qui font hémorroïdaires , ont prefque toujours la peau feche, & que cette féchereffe fe fait fentir au fond de la gorge ; qu'enfin l'anus eft affecté fouvent d'une rougeur boutonneufe qui excite un prurit violent , & quelquefois un fuintement incommode ; alors on ne verra dans tous ces fymptômes que l'humeur dartreufe , compliquée avec la furabondance du fang hémorroïdal , & le fuivant par-tout, même dans fon reflux, ce qui expofe ces malades à des fymptômes plus graves, lorfqu'ils ont l'imprudence de la répercuter. Il n'eft aucun Praticien qui n'ait vu des éruptions de plufieurs genres, furvenir à ceux qui, par l'application imprudente des topiques réfolutifs, ou ont diffipé le gonflement des hémorroïdes, ou en ont arrêté le flux. L'hiftoire de tous ces maux exigeroit un ouvrage entier, & c'eft vraifemblablement en les confidérant fous ce point de vue, que le Docteur Bordeu avoit compofé fur ce fujet un Traité, qui malheureufement n'eft point encore forti des mains de fes héritiers.

XX. Quoi qu'il en foit, ces mêmes hémorroïdes compliquant les dévoiemens dartreux que j'ai décrits, ou fe manifeftant toutes feules, ajoutent aux épreintes des malades , & donnent lieu aux glaires & au fang, qui, fe mêlant aux matieres fécales , trop fouvent en impofent affez pour être regardés comme des fignes de dyſſenterie. J'ai vu pluſieurs Créoles, pluſieurs Officiers de marine, & même des Officiers de terre, qui avoient paſſé les mers, donner dans cette erreur. J'ai encore obſervé ces ſymptômes ſur des Européens, qui, effrayés par les paquets énormes de glaires qu'ils rendoient, s'imaginoient perdre le velouté de leurs inteſtins. J'engage ceux qui exercent la Médecine dans les pays ſitués entre les deux Tropiques, à méditer ces faits de pratique, perſuadé par tout ce que j'ai lu ſur les dévoiemens opiniâtres obſervés dans les climats chauds, que ſouvent ils viennent moins de la colliquation des humeurs, que de la plénitude du foie, de l'affection hémorroïdaire, & de l'humeur dartreuſe.

XXI. L'hydrocele auquel les gens de mer ſont fréquemment ſujets, attaque d'autant plus aiſément les Créoles, qu'indépendamment de l'effet de la traverſée, les différentes cachexies & le relâchement des bourſes, aſſez fréquens dans leurs climats, ſur-tout dans les Indes orientales, peuvent y donner lieu. De fortes raiſons me portent encore à croire que l'humeur dartreuſe, plus que toute autre, contribue au développement de ce ſymptôme : on a vu qu'elle affectoit ſinguliérement l'anus & les parties génitales ; & l'obſervation a prouvé que l'inſtant où des malades éprouvoient la diminution ou la diſparition de leurs dartres, étoit celui où le dépôt de cette humeur ſe manifeſtoit dans le tiſſu cellulaire de l'un ou de l'autre teſticule , comme l'on voit quelquefois les bourſes ſe couvrir de cette même humeur dartreuſe, tantôt ſous la forme d'une farine , tantôt ſous celle d'une croûte ſuppurante.

XXII. Indépendamment de ces maux divers, la matiere des dartres , répercutée , peut en cauſer d'autres moins faciles à reconnoître : l'obſervation de Deſportes ne permet pas d'en douter. « Un homme de quarante-neuf ans , d'un tempérament bilieux, avoit joui pendant pluſieurs années d'une ſanté parfaite , à cauſe des dartres dont il étoit attaqué : mais parvenu à les guérir, il fut affligé tous les ans de fievres doubles-tierces très - conſidérables , accompagnées de vomiſſemens & de violens maux de tête ». J'ai vu pluſieurs fois, notamment cette année, des perſonnes qui ſouffroient de l'eſtomac , en être délivrées par l'éruption d'une dartre ſous le nez & au menton , & ces accidens recommencer auſſi-tôt après la répercuſſion de ce ſymptôme , imprudemment tentée par l'application de l'eau de ſaturne. Une Dame qui avoit des dartres inguinales , les ayant fait rentrer contre mon avis , a eu depuis cette époque une débilité d'eſtomac & des vomiſſemens fréquens, qui ont réfifté pendant long-tems à tous les remedes, même à l'application des véficatoires. De ces faits multipliés & trop connus pour s'y arrêter davantage, il réfulte que dans l'examen des maladies des perfonnes préalablement affectées de dartres, on doit s'affurer fi la répercuffion de cette humeur n'y a pas donné lieu, puifqu'il eft vrai qu'on peut également préfumer que la plupart des maladies aiguës ou chroniques des Créoles, font occafionnées par la préfence de cette humeur, ou par fa répercuffion.

XXIII. L'obfervation a prouvé que l'état de la matrice des femmes Créoles, aux approches du tems critique, rendoit fouvent cette époque plus redoutable pour elles, que pour celles d'Europe (X) ; & que les regles les quittoient dans la même proportion qu'elles avoient commencé. Ainfi, l'aptitude à devenir fécondes, & les defirs amoureux qui l'annoncent & qui l'accompagnent, ceffant à cette époque, doivent laiffer ce vifcere dans une inertie toujours plus ou moins inquiétante ; alors, inhabile à repouffer le fang & les humeurs qui s'y amaffent aux périodes ordinaires, il s'engorge de plus en plus, & de cet engorgement difficile à détruire, réfultent le ca arrhe de la matrice, les fleurs blanches, le fquirrhe, l'ulcere & le cancer.

XXIV. Mais fi tout cela fe paffe dans le pays natal des femmes Créoles, elles doivent y être bien plus expofées dans nos climats, lorfqu'elles y arrivent à ce moment périlleux de la vie. La tranfpiration abondante qui pouvoit alléger la matrice, diminuant alors, cela ne peut avoir lieu fans l'augmentation de la maffe des humeurs en général, & la réplétion particuliere de ce vifcere, qui font une fuite néceffaire de ce changement. De-là la précocité de ces accidens, d'autant plus inévitable, que, fans entreprendre d'expliquer ici comment les Indiennes font plus fujettes à des engorgemens de matrice, il eft prouvé, par le témoignage de Charles le Pois, que celles du Bréfil en étoient fort incommodées ; & par celui de Poupé Defportes, que la *ceffation des regles ne fe fait point à Saint-Domingue, fans courir de grands dangers.*

XXV. Quoiqu'il foit rare d'obferver en Europe le tetan & le mal de mâchoire chez les Créoles, ils y font pourtant quelquefois fujets. A la vérité, ce n'eft point avec la même violence, ni d'une maniere auffi effrayante & auffi dangereufe que dans leur pays ; néanmoins cette affection plus ou moins forte inquiete toujours les malades, & quelquefois ceux qui les entourent. Elle vient dans nos climats, à la fuite des grands chagrins, des foucis & de l'épuifement que caufe l'abus des femmes, & celui des liqueurs fortes. Chez les femmes Créoles , elle a encore son principe dans les caufes qui produifent ordinairement les affections nerveufes du fexe , notamment la léfion des fonctions de la matrice , & fon déplacement plus ou moins confidérable.

XXVI. Deux maladies oppofées en apparence , & qui fe remplacent plus d'une fois , accompagnent encore les Créoles en Europe ; je veux parler d'une maigreur extrême , qui tient prefque de la confomption angloife , & fur-tout de la bouffiffure & de l'hydropifie, qui quelquefois attaque la poitrine , mais communément le bas-ventre , à la fuite du premier accident , mais plus fouvent après l'embarras des vifceres ou les maladies de peau.

XXVII. On obferve rarement chez les Créoles ces horribles maladies cutanées , fi communes parmi les Negres , telles que le pian , la lepre & l'éléphantiafis , qu'ils ne contractent dans leur climat , qu'autant qu'ils s'abandonnent à des Négreffes mal - propres. Plufieurs Auteurs regardent le pian comme une maladie vénérienne dégénérée , ou une gale fcorbutique ; d'autres en font une maladie particuliere. Ce n'eft point ici le lieu d'examiner le degré de confiance qu'il faut ajouter à ces opinions; je réferve cette recherche pour l'ouvrage où il s'agira fpécialement des maladies des climats chauds.

chauds. C'eft encore à ce Traité que je dois renvoyer ce qui concerne la lepre & l'éléphantiafis,
dont heureufement les exemples font affez rares
aujourd'hui dans ces climats.

XXVII. Quoique les maux que je viens d'expofer foient les mêmes chez tous les Créoles,
ils ne font pas toujours portés au même degré
d'intenfité ; cela vient de la différence de leur
tempérament, de l'état où ils étoient avant que
de s'embarquer, & de l'impreffion que la traverfée a faite fur eux. Il faut auffi avoir égard à la
nature du climat de l'Ifle ou du continent qu'ils
habitoient, tant par rapport aux défrichemens
qui y ont été faits, qu'à raifon de la latitude
fous laquelle ces terres font fituées. Ainfi l'Ifle
de Cayenne & le continent qui l'avoifine, doivent être plus dangereux que les autres ifles
moins rapprochées de la ligne, comme on voit
la Martinique, mieux cultivée que Sainte-Lucie,
offrir un féjour plus falubre à fes habitans, quoique ces deux dernieres ifles foient placées à-
peu-près fous le même point. Cette obfervation,
qui peut s'appliquer à toutes les autres parties
du globe fituées entre les deux Tropiques, s'étend
auffi fur les habitations d'une même ifle ; il en
eft qui, à raifon d'un fite montagneux, offrent
un air pur & fain à refpirer, tandis que celles
qui font au bord des rivieres, des lacs & des

marais, font très-mal faines, à caufe l'humidité qui y regne toujours. Il eft d'autant plus néceffaire d'avoir égard à toutes ces variations, tant générales que particulieres, qu'elles influent effentiellement fur le tempérament des Créoles, & fur l'effet que leur déplacement peut produire.

SECTION II.

Des maladies des Créoles en France, & des moyens d'y remédier.

Examinons à préfent les moyens d'éloigner ou de combattre les accidens qui viennent d'être décrits. Pour y parvenir, les Créoles, fur-tout ceux qui viennent en Europe, étant malades, doivent, 1°. avoir la précaution de s'embarquer fur des vaiffeaux qui les conduifent directement à Bordeaux, Bayonne, Marfeille, ou dans quelque autre port de nos provinces du midi; 2°. il faut que leur départ foit tellement combiné, qu'au lieu de paffer indistinctement dans toutes les faifons, ils y débarquent plutôt en été qu'en hiver; 3°. enfin, ceux qui font bien portans feront fagement de paffer une partie de la belle faifon dans ces ports, & de n'arriver que par degrés dans les régions feptentrionales, à moins que des intérêts de commerce, ou d'autres motifs non moins preffans en ordonnent autrement.

II. Il faut encore que les Créoles qui auroient befoin des fecours de l'art, les recherchent plutôt fous un ciel pur & doux, dont la température tienne un milieu proportionnel entre celle qu'ils ont quittée, & celle où ils fe propofoient de vivre, fuivant en cela, pour les climats Européens, l'inverfe du confeil donné par les Médecins de nos ifles, pour les régions chaudes, qui confifte à n'y arriver qu'au commencement de l'automne ou de l'hiver, afin d'éviter les maladies qui ne manquent pas d'attaquer les Européens lorfqu'ils y paffent au printems ou en été.

III. Dès que les Créoles auront mis pied à terre, leur premier foin fera de recourir aux bains tiedes, de fe rafraîchir par des boiffons aigrelettes, telles que la limonade, l'orangeade, le verjus, le fel d'ozeille, la folution de crême de tartre, le fyrop de vinaigre, ou autres liquides doués de la même propriété, tendant tous à rafraîchir les entrailles, & à combattre l'acrimonie fcorbutique, foit ancienne, foit nouvellement contractée dans le paffage. Toutes ces boiffons doivent être bues froides en hiver, & à la glace dans la belle faifon. Les légumes & les fruits entrent auffi dans le régime des Créoles nouvellement débarqués ; mais, autant qu'il eft poffible, il faut en exclure les viandes noires, les épiceries, les falaifons, les vins capiteux, & les liqueurs ardentes.

IV. Le partage des repas eft encore très-important. En général, c'eft une habitude pernicieufe, que de dîner tard, comme on le fait à

Paris, où souvent à trois heures on n'est point encore à table. Cette maniere de vivre, commode pour les parasites, en ce qu'ils satisfont plus aisément leur appétit pour vingt-quatre heures, est tôt ou tard nuisible, parce qu'elle contraint l'estomac de faire, en une seule fois, un travail qui auroit dû être partagé. Le gonflement de ce viscere, le labeur des digestions, les pesanteurs & les vents, l'engorgement & la compression du duodenum, & l'empâtement plus ou moins considérable du foie, sont une suite de ce premier dérangement. En effet, l'estomac, beaucoup trop distendu par l'excès des alimens qu'il renferme, occupant plus de volume dans sa réplétion, remonte en avant par un méchanisme connu, & comprime plus ou moins long-tems le petit lobe du foie ; la circulation du sang est alors plus gênée, & les couloirs de la bile sont moins libres. De-là viennent les dartres, l'empâtement & le squirrhe du foie. Mais si ces maux menacent indistinctement les hommes de tous les pays, ils sont bien plus à craindre encore pour les Créoles, très-disposés à l'embarras de ce viscere, comme on a pu s'en convaincre par l'examen de leur constitution.

V. Ces premieres précautions, secondées par l'usage modéré des purgatifs légers, parmi lesquels on doit préférer les fels neutres, renferment à-peu-près tout ce qu'il faut faire pour rétablir les digeftions des Créoles, animer leur teint, renforcer la fibre, & rétablir leur fanté chancelante ou délabrée. Si, malgré ces moyens, ou pour les avoir négligés, les fignes de plénitude & de faburre dans les premieres voies, viennent à fe manifefter, alors, loin de laiffer arriver la fievre aiguë, continue ou fubintrante, déja remarquée, on les mettra à une diete rigoureufe, & à l'ufage du tartre ftibié, en lavage dans le petit-lait, l'eau de veau ou l'eau de poulet, acidulées avec la pulpe de tamarins, à laquelle les Créoles font accoutumés, & dont l'acidité tempere efficacement l'ardeur que caufe la bile, tandis que fa propriété purgative ajoute à l'efficacité de celle du tartre ftibié.

VI. En donnant ce confeil, je ne me fuis pas diffimulé que dans ces derniers tems, des Médecins recommandables ont condamné l'ufage de l'émétique en lavage, à caufe que les évacuations des malades ainfi traités, répandoient une infection plus forte que quand on les évacuoit avec d'autres remedes. Mais, quelque féduifantes que paroiffent leurs raifons, j'ai cru devoir tenir aux principes reçus. J'ai fait la Médecine dans les hôpitaux, & fur les charités des Paroiffes, & j'y ai traité des fievres putrides,

& d'autres maladies aiguës de cette claffe, tantôt
avec les delayans feulement , comme le pref-
crivoient quelques Auteurs , tantôt en les pur-
geant de deux jours l'un , comme je l'avois
vu pratiquer à Montpellier. Dans le premier
cas, rarement les fievres étoient bien jugées ;
des dépôts , des abcès , des métaftafes en trou-
bloient le cours , & rendoient toujours la crife
imparfaite. Le fecond offroit un fuccès plus
marqué , mais on étoit fouvent arrêté dans
l'adminiftration des purgatifs, par la marche de
la fievre ; l'évacuation qu'excitoit la médecine ,
une fois terminée , le ventre fe refferroit encore , & les fymptômes devenoient plus graves,
au moins pour l'inftant. A cela il faut ajouter
le dégoût de prendre de deux jours l'un , une
Médecine noire , l'impoffibilité de la faire ava-
ler à un malade , qui eft quelquefois dans l'affoupiffement ou dans le délire , & les borborygmes
& les autres troubles d'inteftins qui en réfultent ,
& qui fouvent augmentent ou accélerent l'affection de la tête. Le tartre ftibié en lavage , ne
préfente aucun de ces inconvéniens ; la diffolution , donnée par petites cuillerées dans chaque
verre de boiffon , même dans les bouillons , offre
aux malades un purgatif continuel , qui ne leur
fait éprouver aucun dégoût , & qui , agiffant à
toute heure du jour & de la nuit, entretient fans

interruption la liberté du ventre, & supplée aux véficatoires, ou en feconde complétement l'effet, par la quantité de férofités bilieufes dont il excite la fortie.

VII. Et ne retirât-on de ces moyens que l'avantage de tenir toujours l'eftomac & les inteftins en haleine, d'y renouveller fans ceffe cet état de naufée qui difpofe lentement à l'évacuation, & qui fur-tout y attire la fluxion habituelle de férofités, par laquelle la bile, ainfi que les autres matieres putrides fortement adhérentes aux parois de ces vifceres, font délayées & plus facilement expulfées, ne feroient-ils pas d'une grande utilité? Ce n'eft qu'à cet effet falutaire qu'il faut attribuer l'odeur infecte & cadavéreufe que répandent les évacuations. Cantonnées dans les plis des inteftins, ces matieres ainfi croupies ne s'en détachent point par de fimples lavages, ou par les purgatifs ordinaires, dont l'action momentanée ne leur permet que de gliffer rapidement fur la fuperficie de cette efpece d'incruftation. D'autres mouvemens deviennent néceffaires pour les en féparer; il faut qu'excités fans ceffe, & ftimulés par l'énergie du tartre ftibié, les inteftins expriment de leurs parois une mucofité abondante, à-peuprès comme la bouche fe remplit de falive, par l'effet des remedes irritans & nauféabondes. C'eft alors que pénétré par l'humeur qui tranffude des parois de ces vifceres, cet enduit s'amollit au point de n'offrir plus de réfiftance au mouvement péryftaltique qui doit l'évacuer.

VIII. Revenons aux maladies des Créoles. Quoique la fievre fe manifefte avec furabondance d'humeur, fi les fymptômes prennent un caractere inflammatoire, la faignée doit précéder les évacuans ; on peut même la répéter au befoin ; mais il faut la faire du bras, & non du pied, & tirer peu de fang chaque fois. Quelque forts qu'ils paroiffent, jamais on ne doit oublier que leur vigueur n'eft qu'apparente, qu'ils ont les nerfs extrêmement irritables, & qu'en Europe, fur-tout dans les premiers tems de leur arrivée, leur fang toujours plus ou moins appauvri, domine moins que les humeurs. Par-deffus toutes chofes, il importe de ne point attirer la fluxion au bas-ventre, où réfide prefque toujours le fiege du mal. Les Médecins qui ont exercé dans les climats chauds, reconnoiffant que l'effort de la maladie des Créoles fe fait toujours dans les parties placées au-deffous du diaphragme, ont fait la même obfervation. M. Defperrieres a refpecté cette indication dans fon Traité des Fievres de Saint-Domingue. Dans la crainte de dériver le fang vers les parties inférieures difpofées à s'engorger, il condamne l'ouverture de la saphene, & conseille plutôt la saignée du bras.

IX. Ici je ne peux m'empêcher de relever une contradiction de Poupé. Après être convenu de toutes ces vérités, il donne la préférence à la saignée du pied, dans la vue de remédier à l'engorgement de la veine-porte, oubliant que, même d'après ses principes, loin de produire cet effet, cette opération doit en avoir un opposé. En pareil cas, pourquoi ne pas appliquer les sangsues? A la vérité, le silence que plusieurs Auteurs gardent sur ce moyen, fait penser que cet insecte manque dans les climats très-chauds; mais alors des piquûres, des mouchetures, ou les ventouses scarifiées pourroient y suppléer. En Europe, ou les sangsues sont communes, leur application à la marge de l'anus, réussit à merveille aux Créoles, & ils peuvent, même dans la meilleure santé, y avoir recours, lorsqu'une trop grande plénitude de sang, la constipation, des picottemens au fondement, & une sorte de pesanteur mélancolique, indiquent l'engorgement de la veine hémorroïdale.

X. Une derniere observation plus générale sur le tems & la maniere de tirer du sang aux Créoles, a prouvé qu'ils supportent mieux la saignée du bras ou du pied dans les premiers tems de la puberté, quand leur tempérament est décidément fanguin, & que les visceres du bas-ventre ne font point encore empâtés ; mais que cette évacuation, celle du pied fur-tout, leur devient infiniment préjudiciable vers le milieu de l'âge viril, lorfque les jouiffances exceffives, & l'action brûlante du climat ont altéré leur conftitution pour la rendre entiérement bilieufe. C'eft principalement à cette époque, où l'application des ventoufes & des fangfues eft préférable.

XI. En difant que l'effet de l'émétique en lavage fecondoit celui des véficatoires, j'ai fuppofé que ces deux moyens avoient lieu également dans les maladies aiguës des Créoles ; les véficatoires leur deviennent d'autant plus néceffaires, qu'en générai l'humeur bilieufe qui porte à leur peau, dans tous les tems, y entretient très-fouvent ou des boutons ou des efflorefcences, que la chaleur de la fievre fupprime, & qu'il faut néceffairement rappeller. Mais en employant ce moyen prefque indifpenfable, il faut le faire avec prudence, & ne jamais oublier que les Créoles, extrêmement irritables par la nature de leur tempérament, font fujets plus particulierement à des ardeurs d'urine & des douleurs de reins & de la veffie, que le poifon des mouches cantharides renouvelleroit ou rendroit plus forts, fi fon activité n'étoit tempérée par des boiffons adouciffantes, telles que les émulfions. Cepen-

dant, en recourant à ce moyen, il faut en exclure le camphre, que plusieurs Praticiens y
associent, d'après l'ancien préjugé que cette
substance calme & amortit les ardeurs des parties génitales. Loin d'avoir constaté cette propriété, j'ai observé au contraire, sur plusieurs
malades, qu'elle étoit plutôt échauffante, que
son odeur & son goût provoquoient au vomissement les personnes sujettes aux maux de nerfs,
& que par toutes ces raisons il falloit l'exclure
de la médecine des Créoles.

XII. J'ai dit qu'ils étoient sujets à l'agrandissement du foie, à son inflammation, à sa suppu-
tation, ou à son endurcissement. L'agrandissement de ce viscere exige nécessairement la saignée, ainsi que l'inflammation, connue sous le
nom d'hépatite. Les Anglois, comme on le
verra dans une note, après les premieres saignées & quelques purgations, ont recours à
l'usage interne des préparations mercurielles.
Ils emploient aussi la pommade fondante &
apéritive mercurielle en frictions, jusqu'à faire
saliver le malade ; & par ce moyen ils prétendent avoir obtenu d'heureux succès, tant en
Europe que dans l'Inde. A mon tour, j'ai vu
les remedes mercuriels réussir, mais sans les
pousser aussi loin, & même en évitant la salivation. On reconnoîtra, par cette même note, que

les fuccès du Médecin de Madras, n'ont pas généralement convaincu tout le monde des avantages que fes partifans préconifent, relativement à l'inflammation du foie. C'eft ce que donne à penfer le doute du favant Traducteur de la Pratique de Londres. J'ofe pourtant affurer qu'on guérit auffi facilement de cette maladie en Europe, que dans les climats brûlans. Une remarque à faire fur les dépôts au foie, c'eft qu'ils ne fe forment gueres qu'à la furface externe & convexe de ce vifcere, & que le plus fouvent le foyer de fuppuration eft moins dans l'épaiffeur de fon parenchyme, que dans le corps muqueux ou tiffu cellulaire qui l'entoure. Ce fait affez conftant explique pourquoi, dans ce cas, le foie eft prefque toujours adhérent au péritoine, & pourquoi le pus fe fait jour à l'extérieur par un abcès remarquable. En même tems il rend raifon de l'efficacité du mercure, qui, dans cette maladie, comme dans la vénérienne, attaquant principalement le corps muqueux, doit accélérer la fonte des matieres qui s'y font épaiffies pendant cette inflammation, & devenir d'un grand fecours pour le dégagement parfait de ce vifcere.

XIII. Ces obfervations fur les maladies aiguës des Créoles, menent naturellement à la maniere de les conduire dans les chroniques qui ne demandent pas moins d'attention. On a vu combien ils étoient difpofés à l'embarras des vifceres du bas-ventre : c'eſt pourquoi , ſi l'engorgement du foie , les dartres qui en ſont la ſuite , & les autres maladies de peau qu'elles compliquent, viennent ſe joindre à l'impreſſion de la traverſée & du changement de climat, on doit aſſocier aux premiers remedes purgatifs & délayans, le ſuc des herbes chicoracées , dont la légere amertume avivera les parois de l'eſtomac , en même tems que leur propriété donnera un plus libre cours à la bile. On peut même en augmenter l'efficacité , ſoit par l'addition des ſels neutres ordinaires , ſoit par celle de la terre foliée de tartre aux doſes connues , ou même par la crême de tartre ; mais il faut continuer ces remedes aſſidument pendant pluſieurs mois , pour en obtenir du ſuccès.

XV. Ici , comme dans la traverſée, il convient d'éviter l'uſage excluſif & immodéré des préparations mercurielles contre le traitement du mal vénérien , quand même la violence des accidens paroîtroit l'exiger. Les purgatifs doux combinés avec de légers anti-vénériens , & les ſudorifiques de nos climats , ſuffiſant pour l'ordinaire pour en arrêter les progrès , méritent d'autant plus la préférence, qu'ils ne peuvent contrarier le traitement des autres cachexies , dont la complication rendroit infructueuſe l'adminiſtration entiere & excluſive des remedes mercuriels. On doit au plus ſe permettre de prendre journellement quelques grains d'antimoine crud porphyriſé, uni à l'éthiops minéral & au diagrede, aux doſes connues, les pilules de Belloſte, ou les mercurielles du codex, ou de légeres frictions, faites à des diſtances éloignées, & ſecondées par la boiſſon d'une infuſion de racine de roſeau, de bardane ou de fleurs de ſureau, ſi toutefois les ſymptômes ne ſont point inflammatoires. La tiſane de Callac, déja conſeillée, ou toute autre ſemblable, ſont encore d'une grande reſſource dans ces ſortes de cas. On en prend un verre le matin, & un le ſoir; on peut même en donner juſqu'à trois verres par jour. Les bains déja preſcrits, doivent venir à l'appui de tous ces remedes, les accompagner & en ſoutenir les effets. On a peine à concevoir juſqu'à quel point ils operent dans les maladies de la peau, ſur-tout quand on les ſeconde par le régime humectant & rafraîchiſſant.

XV. Ce dernier moyen devient encore plus efficace contre les dartres, lorſque l'on a l'attention de répandre une pinte ou deux de vinaigre dans la totalité de l'eau du bain; on imite ainſi ceux que l'on prépare aux Antilles, avec l'écorce de citron. En ſuivant cette méthode, que je dois à M. le Comte de Milli, membre de l'Académie des

Sciences, j'ai vu des dartres rebelles disparoître ; des croûtes épaisses, que l'on eût pris pour la lepre ou pour le pian, se dissiper, & les ardeurs de peau qui se manifestent seules ou qui accompagnent les éruptions de ce genre, se calmer & s'éteindre. Je l'ai sur-tout observé sur un Européen, qui, après un long voyage & un plus long séjour dans l'Inde, en étoit revenu avec le corps couvert de gros boutons suppurans ; il avoit le teint animé, la face bourgeonnée, & les bras, les avant-bras & les mains couverts de pareils boutons, dégénérés en croûtes larges, presque contiguës, sous lesquelles croupissoit une humeur jaunâtre, qui s'échappoit en les comprimant. Depuis son arrivée, tous les remedes dépuratifs connus avoient été employés ; les frictions mercurielles, le sublimé & les autres sels mercuriels avec excès d'acide, les pommades les plus détersives, rien n'avoit été négligé ; mais tout cela l'échauffoit beaucoup sans le guérir, & son mal se fût vraisemblablement obstiné davantage, sans la méthode que je viens de décrire. C'est encore de cette maniere que s'est rétablie la Dame dont j'ai fait connoître le courage.

XVI. Avant de terminer ce qui regarde la cure des dartres, je dois ajouter que les plantes chicoracées, le marrube blanc & la racine de
polypode,

pode de chêne, pris en apozeme, conjointement avec la racine d'éclaire & les follicules , réuſſiſſent également bien ; & qu'en général c'eſt à tort qu'on ne fait pas aſſez de cas de la racine de polypode dans les ouvrages les plus récens ſur la matiere médicale. Un malade , couvert de dartres, s'en eſt également débarraſſé, par le long uſage de la décoction de la ſeconde écorce d'orme : je tiens ce fait d'un Magiſtrat reſpectable , qui, placé d'abord à la tête de l'adminiſtration d'une de nos plus riches Colonies , n'a été rappellé en France que pour étre plus utile à l'Etat. J'ai appris depuis que ce remede ſe débitoit en Bretagne & à Paris, contre les maladies dartreuſes. Les Anglois ont auſſi confiance à la décoction de l'écorce intérieure d'orme récente , contre les maladies de la peau ; leur maniere de l'employer eſt d'en faire bouillir quatre onces ſur quatre livres d'eau de fontaine , que l'on réduit à deux. Le malade doit continuer long-tems ce remede, à la doſe d'une chopine par jour.

XXIII. Dans le moment où j'écris ceci , M. Banau vient de publier, par la voie du Journal de Paris , les effets merveilleux de la ſeconde écorce d'orme. Il la donne comme un ſpécifique à tous les maux ; & quoiqu'il n'exerce point, ni ne puiſſe exercer la médecine dans cette

Ville, s'il faut l'en croire, il l'a employée avec beaucoup de succès contre une infinité de maladies. La dose à laquelle il prescrit ce remede, & la maniere de le prendre, se rapportent entiérement à celles des Anglois. Il paroît même que ce procédé étoit généralement reçu avant cette annonce. Parmi plusieurs exemples de guérison, il en est une détaillée, dont M. Banau fait connoître le sujet ; c'est celle de M. l'Abbé Burgurieu, le même dont j'ai cité la cure, sans le nommer ; il a été effectivement guéri après six mois d'usage de la décoction d'écorce d'orme. Mais une chose que M. Banau n'a pas dite, c'est qu'il ne connoît cette guérison que d'après le rapport d'autrui, & non par sa propre observation. J'ai lu une réponse de M. l'Abbé Burgurieu, à M^e. de.., dans laquelle il assure que ce remede lui ayant été indiqué, après avoir épuisé pendant deux ans toutes les ressources de l'art, contre une maladie de peau qu'il croyoit dartreuse, parce qu'il pense que toutes les maladies cutanées sont de ce même genre, il eut recours à ce spécifique, dont il continua l'usage pendant six mois, sans autre confident que son Domestique, qui, au lieu d'avoir la méfiance que M. Banau a inspirée contre les Herboristes, alloit sans crainte chez le premier marchand de simples, acheter, non l'écorce d'orme pyramidal, mais l'écorce d'orme fans diftinction , pour en adminiftrer la décoction à fon maître. De ce fait irrévocable , il réfulte que M. l'Abbé Burgurieu a employé à peu de frais un remede qu'on a vendu bien cher depuis , & qu'il s'eft fervi indiftinctement de la feconde écorce d'orme, fans donner la préférence à celle de l'orme pyramidal, qui n'a été indiquée dans l'annonce de M. Banau , que pour diriger la confiance du public vers un feul endroit , où l'on avoit fait un dépôt confidérable de cette drogue , par une de ces fpéculations de commerce dont les habitans des grandes villes ne fe défient point affez. Heureufement pour la réputation de ce végétal , les perfonnes raifonnables n'étant point entraînées par une annonce auffi faftueufe , ont penfé que l'orme pouvoit être utile contre les dartres , fans être un fpécifique univerfel ; & que , dût-il n'avoir pas toujours la même efficacité , cela n'empêchoit pas qu'on ne pût l'employer contre cette efpece de maladie, fur-tout lorfque , comme M. l'Abbé Burgurieu, les malades avoient inutilement mis en ufage tous les autres remedes.

XXIV. La feconde écorce. d'orme a toujours paffé pour mucilagineufe : on peut en juger par l'épaiffeur de la décoction que l'on en prépare , quand elle eft faite à la maniere

de M. Banau. Je ne rechercherai point ici quels
font fes principes, & comment elle peut agir ;
fi elle eft auffi calmante qu'on l'affure, on a lieu
de croire que fa partie mucilagineufe porte un
adouciffement & un calme dans les entrailles
toujours irritées des fujets dartreux. Elle eft encore fudorifique & déterfive, & fous ce point de
vue, fon ufage conftant peut auffi contribuer
à la dépuration des humeurs & à la déterfion
de la peau. Je crois pourtant qu'avant de l'employer, il faut faire un long ufage des médicamens défobftruans, & veiller conftamment à la
liberté du ventre. Rarement l'humeur dartreufe
fe porte à la peau, fans un embarras plus ou
moins confidérable des couloirs de la bile ; fe bor-
ner alors à une tifane adouciffante & calmante,
ce feroit peut-être perdre le tems, & voilà
fans doute pourquoi, parmi plufieurs perfonnes
attaquées de dartres, qui en ont effayé fans
préparation, j'en ai vu beaucoup qui n'en
avoient retiré aucun effet, tandis qu'elle a fi
bien réuffi fur M. l'Abbé Burgurieu, qui avoit
employé auparavant tous les remedes apéritifs
& dépuratifs poffibles. Je dois ajouter que la
décoction qu'on en a faite jufqu'à préfent,
telle que l'a indiquée M. Banau, m'a paru trop
forte, fon épaiffeur a fatigué certains eftomacs,
& elle étoit faftidieufe à boire. On pourroit

donc, au lieu de mettre deux onces de cette drogue sur pinte d'eau , en réduire la dose à moitié, & même au quart , sauf à la continuer plus long-tems. Ici je vais encore contre les inrêts des débitans, mais l'intérêt du Public doit l'emporter sur toutes les considérations.

XXV. Ce que Desportes dit du traitement de l'humeur dartreuse à Saint-Domingue , mérite aussi d'être cité. Remarquant avec beaucoup de sens, que les dartres y dépendent souvent d'un vice scorbutique, & que les remedes qui conviennent le mieux contre le vice dartreux, sont en général les spécifiques du scorbut, il conseille d'en tenter la guérison par ces mêmes agens. Pour cet effet , il veut qu'on emploie ceux qui sont capables de purifier le sang & d'en détruire l'acrimonie ; tel est le long usage des bains , des tisanes , des bouillons antiscorbutiques , les purgations réitérées de cinq jours en cinq jours , (qui conséquemment doivent être légeres,) l'abstinence du vin & des liqueurs , une nourriture douce & humectante, enfin l'usage du lait, qui termine la cure. »

Cette méthode , comme on voit, est à-peu-près celle que j'ai conseillée, le lait excepté , dont je ne prétends pas priver les Créoles , mais qui, en général, ne leur réussit guere en France, soit que la succulence des alimens y excede leurs facultés digeſtives, ſoit que la diminution de la tranſpiration donne lieu à un plus grand amas de bile, ſoit enfin que le lait, plus nourriſſant en Europe que dans leurs climats, y ſoit auſſi, pour eux plus difficile à digérer.

XXV. On eſt ſurpris de voir qu'en terminant ce qui concerne les dartres, le Médecin cité oſe en promettre la cure radicale. Plus circonſpect, dans un autre endroit de ſon Ouvrage, cet Auteur *les regarde comme incurables quand on les a négligées* dans leur principe : il en eſt encore, ſelon lui, qui diſparoiſſent quand les Créoles arrivent en France, & qui reviennent après leur retour aux iſles. Il faut donc prévenir ces derniers, que quoique cette affection de la peau ſemble céder en Europe aux remedes qui viennent d'être preſcrits, ils ne doivent pas toujours s'en croire abſolument quittes. On a vu que le foie étoit le foyer de l'humeur dartreuſe, que plus il ſéparoit de bile, plus on étoit expoſé au développement de cette humeur; c'eſt une conſéquence naturelle de l'examen des paſſions de ce viſcere & de ſon travail dans les climats chauds. Sans doute, quand les couloirs de la bile ont été ſuffiſamment dégorgés, & que la peau eſt bien déterſée, on doit s'attendre à jouir long-tems de ce bien-être : mais la diſpoſition à ces maux reſte toujours, parce qu'elle eſt inhérente à la conſtitution primitive des Créoles, &, pour peu qu'ils ſe négligent, bientôt la cauſe dartreuſe acquiert de nouvelles forces, & domine au point de ſe reproduire avec plus ou moins de violence, à raiſon des excès auxquels ils ſe ſont livrés. Cette obſervation m'a paru néceſſaire, autant pour rendre ceux pour qui j'écris plus modérés dans leur maniere de vivre, quand une fois ils ont été infectés par cette humeur, que pour les raſſurer lorſqu'ils voient reparoître quelques dartres, & les engager à reprendre le traitement adouciſſant, à meſure que la maladie recommence, plutôt que de recourir en déſeſpérés, comme le font la plupart, à des médicamens incendiaires & dangereux, dans l'idée que le retour de cette éruption vient de l'inſuffiſance des premiers. Il eſt une ſorte de dartre qui, non-ſeulement eſt incurable, mais qu'il ſeroit dangereux d'attaquer, tant ſa préſence à la peau eſt eſſentielle à la vie de certains malades. Laiſſons encore parler le même Auteur. Selon lui, le viſage, dans cette eſpece de maladie, eſt d'un rouge foncé & marbré, ou de couleur de vin de Bordeaux, & déſigne un foie & un poumon gâtés, ou qui ont de la diſpoſition à s'altérer. « De tels tempéramens ont ordinairement l'haleine mauvaiſe, & périſſent du ſcorbut. Ils réſiſtent rarement aux premieres mala-

H iv

dies, & s'ils ont le bonheur de s'en tirer , *ils font fort sujets aux dartres ou à quelque symptôme scorbutique , dont on ne peut que tenter d'adoucir & de calmer l'acrimonie ; parce que , tandis qu'ils en font affligés , ILS ONT COUTUME DE JOUIR DE L'APPARENCE D'UNE BONNE SANTÉ.* La prudence exige donc alors que l'on se borne aux remedes calmans & adoucissans ; il faut sur-tout apporter la plus grande attention au traitement des maladies aiguës, s'il en survient quelqu'une , & prendre garde de trop affoiblir les malades par les saignées & les purgations , de crainte que le reflux du levain vers les parties internes n'occasionne des symptômes dangereux. » J'ai vu, en France , cette prédiction s'accomplir malheureusement sur quelques Créoles. Le sujet de la derniere observation, que j'ai emprunté de cet Auteur , en fut également la victime ; attaqué annuellement de la fievre, qui pour l'ordinaire suit la rétropulsion de cette espece de dartres , malgré le vomissement & les violens maux de tête qui l'accompagnoient, on avoit attention de ménager les saignées & les purgations, ce qui, n'ayant pas été observé dans la derniere attaque , où on le saigna deux fois du bras & une fois du pied , il périt par une enflure considérable des extrémités inférieures & par une respiration très-embarrassée, qui suivirent de près la saignée. Un Procureur du Cap eſt mort à Paris cette année, à-peu-près de la même maladie, pour avoir été traité de cette maniere. N'oublions point de rappeller ici la néceſſité d'un cautere, contre l'opiniâtreté des affections de la peau ; c'eſt le ſeul moyen par lequel on puiſſe ſe rendre maître de la matiere âcre qui s'y porte, & qui, menaçant toujours les parties nobles, devient ſi redoutable dans ſa répercuſſion. Cette précaution manque, il eſt vrai, aux Praticiens, quand les Créoles l'ont déja priſe dans leur patrie : mais il .reſte encore la reſſource de multiplier les cauteres , comme on le fait quelquefois , ou d'agrandir celui qui exiſte déja : il eſt même néceſſaire de prévenir les malades que l'écoulement que fournit un cautere ordinaire eſt quelquefois ſi peu de choſe, qu'un ſeul pois n'eſt point ſuffiſant pour tranquilliſer les gens de l'Art ; c'eſt une ſujettion ſans profit. Pour en retirer, il faut l'entretenir avec pluſieurs pois, afin que l'évacuation ſoit proportionnée à la maſſe d'humeur dont on doit ſe rendre maître.

XXVI. On a annoncé de nos jours, comme un topique ſouverain contre les dartres, une pommade, dont on faiſoit d'abord un ſecret, & qui, ſoumiſe à l'examen d'une Compagnie ſavante, n'en a pas été déſapprouvée. Cette pommade déterſive tire toute ſon énergie du sublimé-corrosif qui entre dans sa composition. Desportes employoit à-peu-près le même moyen à Saint-Domingue : voici sa recette.

Prenez du précipité rouge & blanc, de chacun demi-gros ; du sublimé-corrosif, demi-scrupule ; du storax liquide, trois gros ; de la fleur de soufre, deux onces : mêlez le tout avec suffisante quantité de baume de Capahü ou du baume de sucrier ; ou bien employez l'onguent fait avec la graisse & la dissolution du mercure par l'eau-forte.

Cette derniere pommade n'est autre chose que l'onguent citrin, employé à Paris contre la gale, & que quelques Auteurs prescrivent aussi contre les dartres. Mais les précautions que ce Médecin indique pour en faire usage, méritent d'autant plus d'être rapportées, qu'elles peuvent guider aussi dans l'emploi de la pommade dont je viens de parler, ou de toute autre de même nature. « On détruira le vice de la peau par la pommade de notre Pharmacopée, que je pourrois qualifier de spécifique, & qu'il ne convient d'employer qu'après deux ou trois mois d'usage des remedes ci-dessus proposés ; car si on l'emploie de trop bonne heure, & sans s'être suffisamment préparé, on s'expose, par le reflux de cette matiere sur les parties internes, à des

accidens d'autant plus dangereux, qu'il est ordinairement impossible de rappeller ce levain à
la circonférence, & que, faisant sur les parties
internes le même effet que sur les externes,
c'est un picotement & des irritations qui font
souffrir de vives douleurs & languir plusieurs
semaines, suivant la délicatesse des parties où
le venin s'est fixé. J'ai vu périr ainsi trois ou
quatre jeunes gens forts & robustes, à qui il n'y
eut pas moyen d'apporter du soulagement, &
qui se plaignoient tous d'un déchirement d'entrailles. »

XXVII. Le traitement du dévoiement dartreux
que j'ai distingué du colliquatif & du dysentérique, ne doit point être combattu par les remedes
ordinaires ; comme il est l'effet de l'irritation
que cause l'âcreté dartreuse à la surface des
intestins, les boissons délayantes, les lavemens
de matieres grasses & huileuses, & les adoucissans, font les seuls à employer. Les légers
anodins conviennent encore ; mais les vomitifs,
si utiles dans la dysenterie, seroient préjudicia-
bles ; l'agacement qui en résulte, pourroit
souvent devenir funeste.

XXVIII. Comme l'affection hémorroïdaire est
quelquefois compliquée avec cette espece de
dévoiement, à cause des épreintes qui y donnent
lieu, & que seule, elle cause ce dernier symptôme

au point de reſſembler à la dyſenterie , les mêmes moyens doivent y remédier. Alors , plus que jamais, il faut recourir à l'uſage des ſangſues , à moins que la longueur du dévoiement , & l'épuiſement des malades ne contre-indiquent cette évacuation , comme dans le cas cité par Deſportes. La décoction blanche de Sydenham , dont il n'eſt pas trop queſtion dans les ouvrages ſur les maladies des deux Indes, peut être auſſi d'un grand ſecours. Je l'ai preſcrite à Paris à des Dames Créoles , fréquemment ſujettes à cet accident , & elles en ont retiré les meilleurs effets.

XXIX. Le Chirurgien actuel Major de la Milice du Cap, débite à Saint-Domingue une poudre & un élixir dont pluſieurs perſonnes diſtinguées ont fait uſage avec ſuccès dans les dévoiemens opiniâtres & les affections ſcorbutiques , &c. La maniere de s'en ſervir, eſt d'en faire une bouillie que l'on prépare en en mettant deux pincées ſur deux pintes de lait, & en faiſant réduire enſuite le tout pendant une heure & demie, toujours en remuant le mélange avec une cuillere, juſqu'à ce que le lait ait pris la conſiſtance de crême, & qu'il n'excede pas la valeur de trois grandes taſſes. On en prend une taſſe tous les matins, en même tems on mange du pain en croûte , ou du biſcuit, & on boit de l'eau : à midi & le foir, on répete la même chofe, & l'on boit de l'eau dans l'intervalle. Seulement le foir en fe couchant, ou deux heures après la troifieme prife de bouillie, on prend deux cuillerées de l'élixir. Ce traitement dure vingt jours au moins; l'Auteur l'emploie pour la diarrhée fcorbutique, contre le fcorbut le plus invétéré, & généralement contre tous les appauvriffemens du fang : il le pouffe jufqu'à quarante jours, dans les grandes colliquations.

On a tant vanté les effets falutaires de cette bouillie, que j'ai été curieux d'en rechercher la compofition, d'autant plus que plufieurs Créoles m'ont affuré que le fieur Caftillon la vendoit cinq à fix portugaifes, & qu'il mettoit à un prix très-haut la récompenfe qui pourroit lui être offerte par le Gouvernement, pour publier fon fecret. En conféquence, je me fuis adreffé à des Créoles qui en avoient fait ufage, & m'étant procuré quelques paquets de fa poudre, je les ai confiés à MM. Cadet, de l'Académie des Sciences, & de Rofne, fon affocié. Ces deux Chimiftes m'ont fait remarquer bien diftinctement dans cette fubftance, le goût du falep, dont la couleur leur a paru déguifée par l'addition d'une poudre rouge, qu'un examen plus rigoureux a manifefté n'être que la cochenille ou la gomme-lacque.

Je n'ai pas eu la même facilité de me procurer l'élixir ; mais un Officier général qui en a fait ufage avec fuccès, & qui a bien voulu me donner des éclairciffemens là-deffus, m'a affuré que cet élixir n'étoit qu'un remede acceffoire, affez femblable aux élixirs ftomachiques & amers , que la pharmacie offre en très-grand nombre. Ce même Officier a joint à ces détails une réflexion bien judicieufe , c'eft qu'il préfumoit, avec plufieurs habitans de Saint-Domingue , que la poudre de Caftillon n'étoit que le falep déguifé par une partie colorante quelconque , parce que des malades atteints des affections contre lefquelles ce Chirurgien adminiftre ce remede , avoient pris du falep en bouillie avec le même fuccès. Ces préfomptions fe changent en certitude , en confidérant que même en Europe on emploie avec avantage le falep contre la phthifie pulmonaire , les dévoiemens, la dyfenterie, les foibleffes d'eftomac , & dans toutes les maladies chroniques ou l'acrimonie des humeurs prédominantes fe manifefte principalement fur les inteftins. Comme le Chirurgien du Cap , on le prefcrit dans du lait en bouillie , avec la précaution de faire prendre un peu de vin de Rota, pour donner du ton à l'eftomac , & en faciliter la digeftion.

Le feul avantage de la méthode de Caftillon,

à celle d'Europe, & qui je crois en assure bien mieux l'efficacité, c'est qu'au lieu d'employer le salep à forte dose, ce qui épaissit trop la bouillie, ou de ne point le réduire en bouillie, comme on le fait trop souvent en Europe, ce qui rend le mélange dégoûtant & moins facile à digérer, il ne le donne qu'en petite quantité, & le fait cuire jusqu'à consistance de bouillie; qu'aux vins d'Espagne sujets à s'aigrir dans l'estomac, il substitue un élixir amer, dont la propriété stomacale est constante & sûre; qu'enfin le salep est combiné avec la gomme-lacque ou la cochenille, dont la qualité tonique & astringente sera, je crois, suffisamment prouvée par le fait suivant.

XXX. Un Capitaine de navire fut attaqué d'un dévoiement, en apparence dysentérique, qui dura trois ans consécutifs. Il alloit plusieurs fois dans le jour & dans la nuit, avec douleur, souvent même il rendoit du sang, qui, à la vérité, étoit regardé comme hémorroïdal. Ce dévoiement l'ayant pris sur mer, il avoit continué de naviguer pendant un an, en se traitant à sa fantaisie, & sans succès. Enfin, forcé de se débarquer, il fut retenu deux ans à terre, pour faire des remedes de toute espece, de l'avis des Médecins. A la vérité, il en retira quelque soulagement, mais il ne guérit point. Ennuyé de l'opiniâtreté du mal, en 1751 il reprit le commandement de son navire, & partit pour Alexandrie. On lui conseilla dans ce pays de prendre de la cochenille en poudre dans du bouillon, deux fois par jour, à la dose d'un demi-gros chaque fois, & au bout de trois jours, le dévoiement fut arrêté. Quelque tems après, étant revenu à Toulon, il remit en mer pour Livourne, où le dévoiement recommença; il eut recours encore au même remede, qui le rétablit aussi bien que la premiere fois. Tout ceci se passoit depuis 1751, jusqu'en 1752 inclusivement. En 1755, étant à terre, la diarrhée reparut; on lui avoit conseillé, je ne sais trop pourquoi, de prendre un demi-gros de mirrhe en opiate : infidele à la cochenille, il suivit ce dernier avis ; mais ne s'en étant pas trouvé mieux, il revint aussi tôt au premier remede, & cette troisieme fois, comme les précédentes, le dévoiement s'arrêta. Ce Capitaine vit encore.

Je sais que plusieurs Médecins ont regardé la cochenille comme vénéneuse ; peut-être même que ce préjugé, répandu dans quelques matieres médicales, en a rendu l'usage moins commun ; mais cette crainte se dissipera sans doute, en réunissant au fait cité, le sentiment le plus général. Geoffroy n'en dit aucun mal. Lemery lui accorde la propriété d'arrêter le
cours

cours du ventre, & en fixe la dofe à un demi-gros. Wogel, moins raffuré fur fa qualité mal-faifante, ne la prefcrit que depuis quatre juf-qu'à fix grains. Vitet, dans fa pharmacopée, ne prend aucun parti ; cependant il eft porté à croire qu'elle eft aftringente & utile dans la diarrhée, par foibleffe d'eftomac & des intef-tins, la diarrhée féreufe, &c. *Ce dernier fenti-ment,* ajoute-t-il, *quoiqu'il ne foit pas appuyé fur l'obfervation, paroît le plus vraifemblable.* Celle que je viens de rapporter juftifie pleinement cette préfomption, fur-tout après l'analyfe que Car-theufer a fait de la cochenille, & de la-quelle il réfulte que la faveur aftringente de cette drogue s'eft manifeftée également dans l'extrait gommeux & dans l'extrait réfineux qu'il en a retiré. Seroit-ce pour cette raifon que la lacque entre dans les gargarifmes, con-tre le ramolliffement des gencives, & qu'elle produit de bons effets ?

XXXI. Quoique l'on connoiffe le traitement du fcorbut, & qu'il foit difficile d'ajouter à ce que les Praticiens nous en ont tranfmis, j'ajou-terai, en faveur des Créoles, quelques obfer-vations qui peuvent leur être effentielles. Les bains, déja confeillés pour d'autres maladies, deviennent ici plus particuliérement néceffaires, lorfque les forces du malade permettent de les fupporter, fur-tout quand ils font préparés avec la décoction des plantes aromatiques, avec celle du citron ou avec le vinaigre. Mais il en eſt d'une eſpece particuliere dont je dois examiner l'efficacité : je veux parler de ceux que l'on adminiſtre en Europe, avec la décoction des ſommites de pin & de ſapin mâle, & dans le Canada, avec une eſpece de ſapin, nommé pruſſe. En général, il paroît que tous les arbres de cette famille jouiſſent à-peu-près de la même propriété. Les habitans de la nouvelle Zélande ſe garantiſſent du ſcorbut, avec la décoction de bois de ſapin, dont ils préparent leur boiſſon. L'expérience des Colonies envoyées au nord de l'Amérique, ainſi que celle de pluſieurs peuples d'Europe, établis ſur les côtes de la mer Baltique, a prouvé que de toutes les liqueurs, la biere de ſapin ou ſapinette, étoit le meilleur remede pour prévenir & guérir cette maladie. C'eſt encore de cette maniere que les Suédois, au rapport d'Erbenius, ſe délivrerent du ſcorbut, qui ravageoit leurs armées, dans une guerre contre les Moſcovites. Lind croit la décoction des ſommites de ſapin, plus anti-ſcorbutique, quand elle a fermenté avec la melaſſe, comme quand on veut faire de la biere de ſapin. En Ruſſie, on fait fermenter les bourgeons de ſapin avec cette liqueur, & à chaque printems l'Amirauté a soin d'en faire provision & d'en distribuer aux Matelots. L'utilité de cette boisson n'a pas échappé à M. Desperrieres : avant lui , M. du Hamel , dans son Traité des arbres & des arbustes , a donné la maniere de la préparer en Canada & à l'île Royale , où elle est connue sous le nom de sapinette. Rouppe conseille aussi cet anti-scorbutique. Je trouve encore les bourgeons de sapin , prescrits dans un petit Traité sur le scorbut , par M. le Meilleur, jeune Médecin ; mais ce n'est qu'une répétition de l'ouvrage & de la doctrine de Lind. A tous ces témoignages , je dois ajouter l'usage autrefois reçu parmi les François , à Québec, d'envoyer tous les printems au - devant des vaisseaux de guerre qui devoient monter le fleuve Saint-Laurent , un ou plusieurs grands bateaux chargés de biere de *sapinette,* de choux & d'autres herbages. On distribuoit à discrétion cette biere à l'équipage , mais elle faisoit particuliérement la boisson de tous les scorbutiques & des autres malades. Il est à remarquer que quinze jours suffisoient au rétablissement des plus maltraités par le scorbut ; on ajoutoit avec succès, à cette boisson , le bain des malades , dans la décoction du même bois. L'utilité plus générale de ce bain est confirmée par l'exemple suivant , que je tiens d'un Capitaine de vaiſſeau , excellent obſervateur , & témoin oculaire. En 1757 , l'eſcadre de M. Dubois de la Motte , Lieutenant Général , arriva à Breſt , infectée d'une maladie épidémique qui ravagea bientôt toutes les côtes de France , par la communicationdes gens de mer. Tous les grands bâtimens de la ville furent pris pour hôpital. La mortalité fut telle , qu'il périt à Breſt plus de quinze mille perſonnes & davantage ; le nombre des Matelots monta à environ onze cents. Le Couvent des Capucins ſervit auſſi d'hôpital. Il fut ſagement remarqué par des obſervateurs attentifs , qu'il ne mourut preſque pas de malades dans cet hôpital. Les Capucins avoient une promenade en bois de Pruſſe , qu'ils couperent pour faire de la biere , & préparer des bains aux Marins qui leur furent envoyés. Cet amas de preuves eſt bien fait pour réveiller l'attention des Créoles , quand ils arrivent avec le ſcorbut. J'indiquerai dans l'Eſſai ſur les maladies des gens de mer , qui doit précéder le Traité ſur celles des climats chauds, le parti que l'on pourroit en tirer pour nos eſcadres , & comme en faiſant des plantations de ce bois ſur les bords de la mer , il ſerviroit à-la-fois d'ornemens & de reſſource. La vérité pourtant exige qu'à côté de ces ſuccès j'ajoute ce que quelques Créoles m'ont appris touchant l'uſage de ce bois. On l'a employé contre le ſcorbut , dans les

pays chauds, & il n'a pas eu le même succès. Est-
ce que ce remede si énergique dans les climats
froids, auroit trop d'activité entre les deux Tropiques ? C'est ce que les Auteurs qui l'ont préco-
nisé n'ont pas déterminé. Toujours est-il vrai que
quand les Créoles & les gens de mer arrivent à
Brest ou dans quelque autre pays au nord de
la France, sur - tout en hiver , ce spécifique
doit devenir d'autant plus salutaire , que le
froid , le brouillard & les pluies continuelles en
rapprochent infiniment la température de celle
des contrées boréales.

XXXII. Les remedes internes contre le scorbut,
sont les mêmes pour tous les malades ; mais leur
administration exige, pour les Créoles, des modifications essentielles. Il faut toujours les asso-
cier avec ceux qui tendent à débarrasser le foie ,
en ayant égard à l'empâtement de ce viscere ,
& au degré du scorbut ; sur toutes choses ,
il importe de ne pas agacer l'estomac par
l'abus des anti-scorbutiques piquans. Les observations de Desportes, sur le choix & la dis-
pensation de ces remedes, méritent d'autant
plus d'attention, qu'elles ont été rédigées sur
les lieux où les visceres des Créoles sont
éminemment irritables. Selon cet Auteur ,
quoique le cresson & les autres plantes de cette
nature obtiennent le premier rang parmi les

anti - fcorbutiques , ils ne conviennent pas à toutes fortes de tempéramens ; car ceux qui , fuivant l'obfervation d'Ettmuler , font fujets à des difpofitions éryfipétaleufes , à une couleur trop vermeille de vifage , à des palpitations , à des fuperpurgations , & à des migraines & d'autres fymptômes de cette nature, non - feulement ne s'accommodent point de leur ufage , mais ils en reffentent de mauvais effets , à moins qu'on ne les mêle avec l'ofeille , l'alléluia & le bécabunga , ou dans le lait , le petit-lait , ou le vin , afin que par ce moyen leur acrimonie volatile foit tempérée. De-là vient que le même Auteur les prefcrit , dans le petit-lait , à ceux qui font attaqués de fievres intermittentes fcorbutiques , qui ont pour caractere des accès très-irréguliers. « Junker , dans fon livre intitulé *Confpectus Medicinæ*, établit différentes claffes de remedes antifcorbutiques , fuivant les différens tempéraramens. Il propofe pour les phlegmatiques , ceux qui font les plus âcres & les plus pénétrans, comme le cochléaria , le creffon , les raves , la moutarde , les oignons & l'ail ; pour les mélancoliques , les amers , favoir , le bécabunga , la fumeterre , la plante appellée trifolium fibrinum , la petite chélidoine , la chicorée , le cerfeuil ; & il prefcrit pour les bilieux , & bilieux fanguins, les acides , feuls , ou mêlés avec les autres : tels font l'ofeille, l'alléluia , les fucs de citron , de limon , de grofeille & d'épine-vinette. Un grand nombre de célebres Médecins s'accordent fur ce point avec cet Auteur ; Sydenham joignoit avec fuc- cès, à la conferve de cochléaria , la pulpe de citron ou d'orange. Martin Lifter mêle tous les fucs des fruits acides , le vinaigre & l'efprit même de vitriol, avec celui de cochléaria ; & Simon Pauli y ajoutoit l'efprit de vitriol à la dofe d'un fcrupule. Les peuples du Groenland, inftruits par l'expérience, emploient enfemble, pour la guérifon du fcorbut, le cochlearia & l'ofeille. Ces vues pratiques fur le choix des anti - fcorbutiques internes , confirment mon opinion fur l'emploi des bains & de la décoction de fapin fur les Créoles. On a vu, parce que j'ai dit concernant les acides minéraux , qu'il ne faut pas non plus prendre à la lettre le con- feil de Lifter, à l'égard de l'efprit du vitriol.

XXXIII. L'hydrocele, dont j'ai déja fait men- tion, ayant fon principe dans la dégénération du fang & des humeurs, & dans le relâchement des folides qui en eft la fuite, les remedes indiqués contre la cachexie dartreufe & fcorbutique, font également ceux qui conviennent pour le prévenir, mais ils deviennent infuffifans quand l'eau eft épanchée, fi l'évacuation de ce fluide n'en affure l'efficacité.

XXXIV. En ne confultant que le poids de l'hydrocele, & l'embarras que caufe fon volume, l'opération qui doit le détruire, eft fans doute le moyen le plus commode : mais fi l'on confidere que cet accident n'arrive fouvent qu'à ceux qui font plus ou moins cachectiques, fujets à la bouffiffure, ou qui, parvenus à un certain âge, ne peuvent fe bien porter que par le dépôt d'une certaine quantité d'humeur âcre & lymphatique, alors on fentira la néceffité d'en agir avec ces épanchemens, comme avec un cautere, qu'il eft fouvent dangereux de fermer. Lorfqu'on publia la propriété de la pouffiere de tan, contre les hernies, plufieurs perfonnes y eurent recours ; & j'en ai connu qui font ainfi parvenues à redonner à l'anneau & à la peau qui le recouvre, le ton fans lequel elles ne pouvoient retenir l'inteftin & l'épiploon. Mais à l'effet de ce topique fuccéderent des ophthalmies, des oppreffions de poitrine, même des coliques. Confidérant alorsque la plupart des hernies n'avoient lieu que vers les quarante & cinquante ans, que prefque toujours les tégumens des aines s'empâtoient à cet âge, & que c'étoit à la fuite de cet empâtement que fe faifoit le relâchement de l'anneau, je ne pus m'empêcher de reconnoître dans cette marche préliminaire, une forte de crife ou de dépôt d'humeur néceffaire à la fanté du fujet , & dans les accidens caufés par la pouffiere aftringente du tan , les fuites de la répercuffion de cette humeur critique. Ainfi , fans en rejeter l'application dans les hernies , produites par caufes violentes, fur-tout dans plufieurs de celles des enfans , pour lefquelles il avoit d'abord été indiqué , je confeillai le bandage pour toutes les autres. Je donne le même confeil aux Créoles attaqués d'hydrocele , de même qu'aux peuples des autres climats , qui font atteints de cet accident. Ici l'art , qui , frayant une iffue à l'eau épanchée , cherche à prévenir un nouvel épanchement par la maniere dont la cicatrice eft préparée , me paroît faire honneur à l'intelligence & à la dextérité de celui qui opere ; mais fon utilité fe borne à ce point ; tandis que la préférence accordée à la ponction , affure aux malades la fanté que la nature s'étoit ménagée en dépurant le fang & les humeurs de leur fuperflu , & en le dépofant dans la partie la plus déclive. Il en eft fans doute de l'enflure des bourfes & de l'hydrocele , comme de l'enflure de jambes , quand elle eft devenue habituelle: tout ce que l'on fait pour la contraindre , foit par des liens , foit par des topiques , ne l'empêche pas de s'y porter , pour peu qu'on néglige ces précautions , ou bien elle menace & frappe aüffi-tôt les autres parties du corps. Plus d'une fois j'ai vu des perfonnes ayant des affoupiffe-mens, des oppreffions vives de poitrine , ou une bouffiffure , tantôt générale , tantôt parti-culiere , pour avoir tenté ces moyens.

XXXV. L'état de la poitrine des Créoles en gé-néral dans la phthifie pulmonaire, & celui de la matrice dans les femmes , fur tout à la ceffation de leurs regles, méritent une confidération parti-culiere. Dans ces deux cas, comme dans toutes les affections précédentes , les vues du Prati-cien doivent fe tourner vers le foie , dont l'a-grandiffement bien fenfible donne lieu à l'op-preffion de poitrine , & ne permet pas au fang amaffé dans la matrice, trop engorgée alors , & fans action, de reprendre en entier le cours de la circulation. Ainfi, fans négliger d'un côté , les remedes adouciffans & déterfifs , que la médecine emploie contre la phthifie pulmo-naire , mais en les employant modérément, de peur d'irriter le diaphragme & le foie , par contre-coup, & d'un autre côté, en dégorgeant la matrice par les fang-fues, & des remedes apé-ritifs prudemment employés , il faut s'occuper principalement de l'état du vifcere qui pré-pare la bile , faire couler cette humeur journellement, fans agacer l'eſtomac, ni porter l'incendie dans les hypocondres, & attendre d'autant plus de ce traitement fagement adminiſtré, que fans cela, rien ne peut arrêter les progrès de la maladie. Dans ce cas, comme dans celui des éruptions dartreuſes, l'application des véſicatoires devient d'autant plus eſſentielle, que ſi l'on ne ſe hâte pas d'attirer à la peau la matiere âcre & bilieuſe, dont le ſang & la lymphe ſont continuellement infectés, tout ce qu'on pourroit faire d'ailleurs ne produiroit qu'un ſoulagement paſſager, bientôt détruit par l'augmentation des ſymptômes. Les femmes qui approchent du tems critique, ou qui ſont arrivées à cette redoutable époque, trouveront des inſtructions plus détaillées ſur les infirmités qui les menacent alors, dans un Traité que je dois publier inceſſamment ſur ce ſujet. A l'égard de la pulmonie, je n'ajouterai rien à ce que de ſavans Médecins en ont écrit de nos jours; ſeulement j'obſerverai qu'on a publié depuis pluſieurs années, contre les dartres, de prétendus ſpécifiques dont la qualité incendiaire, irritoit la fibre, & allumoit le ſang, au point de l'avoir fait cracher à pluſieurs Créoles, & que ceux d'entr'eux qui n'ont pas la poitrine forte, doivent s'abſtenir de ces remedes, dont il faut uſer modérément dans tous les cas.

XXXVI. Les maladies des nerfs, chez les Créoles, comme chez les Européens, dans les climats tempérés, ne doivent être combattues qu'avec les légers anti-spasmodiques, le petit-lait, l'eau de veau, de poulet, froides : l'eau à la glace & les bains d'abord tempérés, & ensuite un degré au-dessous. Mais autant cette maniere réussit dans ces cas, autant elle seroit nuisible dans le spasme. Le bain froid, comme tonique, augmentant le ressort de la fibre, agraveroit les symptômes, par la même raison que ce qui réussit à calmer l'agitation des nerfs, en les fortifiant, doit nuire aux nerfs beaucoup trop tendus. Il faut plutôt, dans cette derniere affection, réunir aux bains tiedes les frictions légeres, faites avec des substances huileuses ou graisseuses. Le peu de succès que l'on a retiré jusqu'à présent des remedes anti-spasmodiques chauds dans les hôpitaux de nos Antilles, a fait essayer d'un remede que les Chirurgiens de la Martinique assurent avoir employé *toujours fort heureusement.* Ce remede consiste à prendre vingt-quatre ravets, que l'on fait mourir dans l'eau-de-vie ou le tafia, afin d'ôter par-là une partie de leur odeur dégoûtante : on les pile dans un mortier, pour en tirer le suc, que l'on fait prendre dans un verre de lait, par cuillerées. Le ravet, connu par les Naturaliftes, fous le nom de *fcabareus minor domefticus fpadieeus* , & en terme Créole , fous celui de *Kekerlaque*, a parfaitement confervé cette propriété, dans l'ufage qu'en a fait M. Goiran, Chirurgien du vaiffeau du Roi le Caton , fur M. le Chevalier de Lamberti, Enfeigne de vaiffeau, bleffé à la main , à la Virginie , au combat du 5 Septembre 1781. Voici comme il s'exprime dans la relation qu'il a donnée du traitement de cette bleffure. « Au bout de cinq jours de l'ufage de ce remede , *joint aux onctions fur le cou , avec l'huile d'olive mêlée avec de l'alkali-volatil*, & plufieurs lavemens émolliens , les accidens diminuerent jufqu'au huitieme jour de l'ufage de ce remede , qu'ils difparurent. » Les frictions avec l'huile n'ont-elles pas eu la plus grande part au fuccès? Cette queftion femble fondée fur ce qu'elles entrent dans tous les traitemens vantés contre le tetanos ; on a vu de même qu'elles avoient réuffi contre le mal de mâchoire.

XXXVIII. La confomption exige d'autres fecours. A l'exemple des Anglois, le Créole doit alors rechercher les provinces méridionales , voyager en Italie, monter affidument à cheval, & recourir enfuite aux eaux minérales , non pour en faire un grand ufage, mais pour y être diftrait par la variété des objets, la diverfité du monde, & la familiarité avec laquelle on y vit. On préfume bien qu'alors celles de Spa doivent être préférées.

XXXVIII. Quoique le lait ne convienne pas infiniment aux Créoles, en France, cependant il eft difficile de ne pas le prefcrire dans cette maladie, fur-tout celui d'âneffe, que leur eftomac foutient mieux. Mais ils doivent être de la plus grande févérité fur le régime, s'abftenir rigoureufement des ragoûts incendiaires de leur pays, & porter dans leurs entrailles, par une nourriture & des boiffons tempérantes, le rafraîchiffement néceffaire contre cette affection, qui prefque toujours eft accompagnée d'une chaleur d'eftomac, des inteftins & de la peau, que produit la répercuffion de la tranfpiration, infectée par le vice dartreux. Plus d'une fois j'ai vu cette chaleur âcre d'eftomac & des inteftins, donner lieu à des vapeurs à & la mélancolie, qui, fi l'on n'y remédie pas affez tôt, font fuivies de la confomption.

XXXIX. Il en eft autrement de l'hydropifie : celui qui malheureufement en eft atteint, doit au contraire s'établir dans une grande ville, recourir à des confeils éclairés; &, fur toutes chofes, s'abftenir de remedes prétendus apéritifs, qui, par leur qualité échauffante, loin de faciliter la fortie des eaux, la rendent plus difficile, en refferrant plus fortement les couloirs par où elles pourroient s'échapper. Ceci devient d'autant plus effentiel pour les Créoles, qu'on les a vu dans toutes leurs maladies, & dans leur meilleure fanté, doués d'un tempérament exceffivement irritable. Quoi que puiffe réclamer un ancien & funefte préjugé, & quelqu'impofante qu'ait pu paroître à des yeux encore prévenus en faveur de cette vieille routine, renforcée d'un ton affirmatif, la doctrine fagement & folidement établie par M. Backer, Docteur-Régent de la Faculté de Médecine de Paris, doit aujourd'hui prévaloir. Il faut détendre la fibre raccornie par un long ufage de boiffons aqueufes & relâchantes dans les hydropiques; & ce n'eft que quand cette rigidité maladive eft diffipée, qu'on peut fe permettre l'emploi des remedes toniques, parmi lefquels on doit préférer, fans contredit, les pilules toniques du même Médecin, dont la préparation a été publiée depuis quelques années, par ordre du Gouvernement.

XL. Je ne m'étendrai pas davantage fur les affections des Créoles en Europe; leur traitement, dans tous les autres cas, rentre dans celui des maladies ordinaires, fi l'on en excepte quelques modifications déja indiquées. En général, telles que puiffent être les affections qui les font recourir à l'art de guérir, il faut toujours avoir

égard à la fenfibilité de leur fibre, & à la furabondance de la bile ; fatiguer leur eftomac, le moins
qu'il eft poffible , par des purgations fortes ;
infifter fur les délayans & fur les minoratifs dans
les maladies aiguës ; fur les fucs d'herbes & les
bains dans les chroniques ; n'évacuer alors que
par des tifanes laxatives & fudorifiques ; avoir
enfin l'attention de prévenir l'agacement des
entrailles & l'érétifme du foie , dans les uns
& dans les autres , préférant ainfi une fage
lenteur dans la difpenfation des fecours , à cette
activité trop commune , qui fouvent fait qu'on
adminiftre des remedes violens , dont le moindre effet dans les tempéramens irritables & bilieux , comme celui des Créoles , eft de refferrer
beaucoup plus les vaiffeaux , de s'oppofer à leur
défobftruction , de retenir enfin les évacuations
falutaires , fans lefquelles la guérifon n'arrive
jamais.

XLI. L'itinération eft effentielle aux Créoles ;
dans les maladies chroniques , principalement
quand les remedes capables de débarraffer les
vaiffeaux , ou de redonner au fang fa premiere
confiftance, ne produifent aucun effet. S'obftiner
alors à les médicamenter , ce feroit augmenter
leur affection , ou perdre au moins un tems
quelquefois difficile à réparer. C'eft dans ce cas
où les eaux minérales deviennent véritablement
néceffaires ;

néceffaires ; de ce nombre font les acidules.
J'ai vu plufieurs malades fe louer beaucoup
de celles de Dinan en Bretagne, qui ont éminemment cette qualité.

Mais fi, après avoir détruit les principaux
fymptômes du fcorbut, qui, chez eux, prédo-
mine prefque toujours, l'embarras des vifceres
refte encore à combattre, ils doivent recourir
aux eaux falines, dont la qualité fondante réfout
efficacement ces obftacles, & redonne aux
fluides le cours que leur dégénération & l'engorgement des vaiffeaux avoit ralenti.

Dans le nombre, celles de Vichy méritent
plus particuliérement des éloges. Les grands
effets que je leur ai vu produire, me font penfer qu'en général, lorfqu'il ne s'agira que de
rendre aux couloirs de la bile leur premiere
liberté, & de dégorger les vifceres du bas-ventre, il n'en eft pas de plus falutaires, fur-tout en
les prenant fur les lieux. Je n'ajouterai rien fur la
maniere d'en faire ufage, tant pour la dofe, que
relativement au tempérament du fujet : ces détails appartiennent de droit aux Médecins des
eaux, qui étant plus à portée d'en fuivre les effets,
peuvent feuls en modifier l'adminiftration, fuivant l'impreffion qu'elles font. Je dois feulement prévenir les Créoles qui vont aux eaux
par précaution, ou pour des vices de peau

légers , & qui d'ailleurs font d'une bonne fanté, de ne pas commettre d'imprudence dans le régime ; autrement ils s'expoferoient à des maladies aiguës , dont la fuite toujours incertaine , pourroit leur devenir funefte.

Quelque étonnante que paroiffe l'efficacité des eaux de Vichy, il ne faut pourtant pas croire que les guérifons obtenues par ce moyen , foient toujours conftantes ; il furvient quelquefois des rechutes , comme je l'ai remarqué à l'égard des dartres, ce qui dépend de la difpofition naturelle des organes , & du retour des caufes qui y avoient donné lieu auparavant. Un Créole , atteint d'une jauniffe invétérée, & d'un flux hémorroïdal qui l'avoit exceffivement affoibli, fe rétablit par mes foins , il y a deux ans, après avoir inutilement employé d'autres remedes. Sa guérifon, qu'il s'empreffoit de publier, fit même affez de fenfation parmi fes compatriotes , pour me mériter la confiance de plufieurs d'entr'eux. Mais elle ne fut véritablement complette , qu'après l'ufage de ces eaux , prifes à leur fource. Il en revint bien portant, & il y a retourné cette année par reconnoiffance. Moins heureux après ce fecond voyage, au bout de quelques mois il a reffenti une nouvelle atteinte d'hémorroïdes ; elles étoient douloureufes & ne fluoient point, ce qui m'a déterminé à lui faire appliquer les fang-fues. Il alloit mieux lorfqu'il eft parti pour la campagne , en me promettant d'y vivre de régime. Par une fatalité difficile à concevoir, ce malade très-exact , & qui ne fe permet ordinairement aucun excès , s'y eft nourri à la maniere des Antilles , mangeant prefque tous les jours de la pimentade, & d'autres ragoûts falés & épicés, buvant du vin généreux, des liqueurs & du café , & joignant à ce genre de vie incendiaire, un exercice immodéré , au point de faire chaque jour cinq à fix lieues à pied. Au milieu de tant d'imprudences, fes hémorroïdes ont reparu & flué avec une abondance exceffive , ce qui l'a forcé de revenir à Paris. On préfume bien qu'il devoit avoir la fibre extrêmement irritée , l'eftomac dans un état de fpafme, & l'épigaftre & la région du foie tendus & renitens. A ces premiers fymptômes , fe font joints la conftipation , un goût de bile , un commencement de jauniffe, des envies continuelles de vomir, le dégoût & un crachement habituel & très-abondant. Les boiffons adouciffantes, & légérement apéritives , ont été d'abord employées. Le malade prenoit des lavemens émolliens & légérement purgatifs : deux fois il a voulu qu'on le fît vomir; mais ni l'émétique ni l'ipécacuanha n'ont eu aucun fuccès. Recourant alors à la crême de tartre en lavage, aux eaux de Vichy, & à l'eau de caffe, de tamarins, enfuite aux apozêmes purgatifs, j'ai eu la fatisfaction de voir le flux hémorroïdaire déja beaucoup diminué, ceffer enfin, & la bile bien délayée couler avec abondance & fans effort. Cependant l'appétit ne revenoit pas, le bouillon, la crême de riz & les autres alimens légers avoient toujours de la peine à paffer, & même le malade, interrogé fur les mets de fantaifie, n'en defiroit aucun, quoiqu'il les vît avec une forte de plaifir. Il croyoit au contraire avoir toujours befoin d'être évacué, de vomir fur-tout; & l'enflure de fes jambes, qui s'étoit jointe aux autres fymptômes, lui faifoit regarder ce moyen comme le feul qui pût le rétablir. Sans égard pour ces raifons, je crus que le flux des hémorroïdes ayant ceffé, & la bile étant fuffifamment évacuée, il falloit au contraire recourir aux légers amers, pour rappeller l'appétit néceffaire à la réparation du malade; c'eft pourquoi je lui prefcrivis l'eau de rhubarbe, qui lui fit du bien le premier jour. Le matin du fecond jour, tous les fymptômes, excepté le flux hémorroïdaire, parurent fe renforcer, le dégoût, l'envie de vomir, fur-tout, augmenterent. Je repréfentai au malade que la fcene fe paffoit dans le duodenum, & non dans l'eftomac, & qu'il falloit

suspendre tout remede pour attendre de la nature un mieux, qu'elle ne tarderoit pas d'opérer. Rien ne put dissiper ses inquiétudes ; ses
yeux fixés sur les miens, il sembloit me deman-
der une consultation, & n'oser me le dire ; &
comme je lui étois attaché, je crus devoir le
mettre à son aise là-dessus, en le rassurant toutefois, au point de ne lui proposer de conférer
avec un autre Médecin, que le lendemain, per-
suadé qu'en temporisant, la tête se calmeroit, &
que ces symptômes se dissiperoient avec ses craintes. Il devoit, en attendant, continuer l'eau de
rhubarbe, & manger si l'appétit se faisoit sentir.
Car tel étoit l'état des choses, qu'en supposant
que l'affection hémorroïdaire eût sa cause dans
un léger embarras du petit lobe du foie, comme
je m'en étois assuré, ce dernier accident n'étoit
point assez urgent pour laisser dépérir le malade.
L'événement a justifié mon attente, l'appétit
est enfin revenu ; le soir de ce même jour, le
malade a mangé de son propre mouvement la
moitié d'un poisson., & le Médecin appellé
n'est arrivé que pour l'inviter à continuer de se
substanter, jusqu'à ce que ses forces rétablies,
permissent d'attaquer l'embarras du petit lobe
du foie.

Les conséquences qui résultent de cette
observation, sont si essentielles, que je n'ai pu

m'empêcher de les rapporter. On sent bien qu'avec l'éréthisme de la fibre, & l'empâtement du petit lobe du foie, qui a déterminé les hémorroïdes à un flux si abondant, il eût été très-imprudent de brusquer la maladie dans son principe, soit par des évacuans énergiques, soit par des remedes apéritifs trop puissans, sans avoir préalablement délayé la bile trop épaisse, qui stagnoit dans le duodenum, relâché la fibre crispée, & détendu l'épigastre & les hypocondres. On eût peut-être procuré plutôt un rétablissement apparent, par une médecine plus agissante & plus forte ; mais indépendamment de la crainte de l'inflammation qui pouvoit en résulter, à coup sûr l'épigastre étant crispé davantage par un traitement aussi brusque, le foie se seroit ressenti de cet effet, & l'embarras de ce viscere, au lieu d'être léger & réductible, comme il l'est en effet, fût immanquablement devenu plus considérable & plus opiniâtre. A la vérité, l'abstinence & l'usage des délayans paroissoient avoir produit une forte d'affaissement ; mais pouvoit-on contraindre le malade à se nourrir, tant qu'il a refusé les alimens, ou qu'il en a inutilement essayé ? S'il eut pris ce parti, des indigestions redoublées, ou des digestions lentes & vicieuses l'eussent immanquablement jeté dans la langueur ; au lieu qu'en attendant que l'eſtomac deſirât les alimens , on n'a point preſſé la marche de la nature, qui s'eſt expliquée enſuite à propos & avec énergie.

Cette pratique, je le ſais , n'eſt pas univerſellement adoptée , & le préjugé des malades & de ceux qui les entourent, ſemblent s'y oppoſer ; les Créoles , ſur-tout , impatiens de ſe rétablir , & exceſſivement portés pour la médecine forte qu'ils voient exercer ſur leurs Negres , trouvent quelquefois la premiere trop lente; mais en peſant attentivement les motifs qui l'indiquent , ils verront que ſi les évacuans leur deviennent néceſſaires, il faut les employer avec ménagement , & après les y avoir bien préparés, autant pour ne point trop agacer leur fibre , toujours très-irritable , que pour ne pas les précipiter, par l'excès des évacuations, dans un épuiſement plus réel & plus dangereux que la foibleſſe que produit la médecine expectante.

FORMULES

De quelques Médicamens conseillés dans cet Ouvrage.

Décoction blanche.

PRENEZ de corne de cerf calcinée & porphyrisée, demi-once.

De mie de pain, deux onces.

Faites bouillir le tout légérement dans six livres d'eau, coulez la décoction, & édulcorez-la avec suffisante quantité de sucre blanc.

On peut, si cela fait plaisir au malade, y ajouter deux gros d'eau de fleurs d'orange ou d'eau de canelle orgée.

Ce remede, employé d'abord avec succès par Sydenham, & depuis très-connu en Europe, l'est aussi sans doute des Médecins qui exercent dans les climats chauds. Cependant aucun des Créoles que j'ai consultés sur le traitement employé dans les dysenteries, ne m'a paru le connoître; ceux à qui je l'ai conseillé dans le même cas, en France, n'en avoient aucune idée, & il n'en est pas plus fait mention dans les ouvrages les plus récens sur les maladies qui regnent entre les deux Tropiques. Cette raison m'a déterminé à en placer ici la recette, pour qu'on pût l'employer dans les circonstances que j'ai indiquées.

Tisane de Vinache.

Prenez de salse-
    pareille......,
De squine ...,   de chaque une once & dem.
De gaïac ...,

De sassafras ...,
De séné.....,   de chaque, demi-once.

D'antimoine cru, mis dans un nouet, 2 onces.

Faites bouillir le tout dans trois pintes & demie d'eau, jusqu'à la réduction d'un tiers, excepté le séné que vous ajouterez sur la fin de l'ébullition.

Cette tisane purge très-bien, & est dépurative. On en prend un verre tous les matins, pendant trois jours, & un verre le soir, si celui du matin ne suffit pas pour purger. On peut la continuer plus long-tems, sur-tout lorsqu'il s'agit d'épurer le sang. Les possesseurs du secret de Vinache, prétendront peut-être que cette recette n'est point la véritable : je la tiens pourtant d'une personne sûre. Au reste, si elle en diffère, & s'il entre dans celle de Vinache un végétal purgatif, autre que les follicules, comme

M. Lieutaud semble le soupçonner dans sa Matiere médicale, toujours est-il vrai que celle-ci a produit assez de bons effets dans les mêmes cas, pour en faire usage avec confiance.

Tisane de Callac.

Prenez de salsepareille, deux onces ; coupez-la par petits morceaux.

De mercure doux, enfermé dans un linge, deux gros.

Faites bouillir le tout dans quinze livres d'eau de fontaine, jusqu'à la consomption d'un tiers ; vers la fin de l'ébullition, ajoutez :

De séné mondé, une once.

De coriandre, deux gros.

D'alun de roche, demi-gros.

Ayez la précaution d'enfermer chacune de ces drogues dans un nouet.

Cette tisane, que j'ai déja publiée une fois, d'après M. Lieutaud, a produit de si bons effets, non-seulement contre les maux vénériens invétérés, & leurs reliquats, mais encore contre d'autres cachexies, les douleurs rhumatisantes & goutteuses, & celles qu'occasionne le mercure imprudemment administré, que j'ai cru devoir en redonner ici la recette. Elle a beaucoup de rapport avec celle que l'on trouve dans la Pharmacopée de Paris , sous le nom de décoction anti - vénérienne laxative ; & ceux qui voudront la comparer avec les tisanes sudo- rifiques , indiquées dans les différens dispen- saires , reconnoîtront sans peine, qu'en général toutes ces décoctions different entre elles de peu de choses. J'ai donné la préférence à celle de Callac, parce qu'elle est plus simple dans sa composition, & qu'il y entre du mercure doux , qui, sans se dissoudre absolument dans l'eau bouillante , y éprouve pourtant une décompo- sition assez forte , pour donner quelquefois un commencement de salivation à ceux qui font un usage habituel de cette eau. (*a*) On prend la tisane de Callac par verres, comme la précédente, à la dose d'un verre le matin, & d'un le soir ; on peut la pousser jusqu'à trois verres par jour , & la continuer à la premiere ou à la seconde dose , pendant deux ou trois jours , quand on ne veut que se purger , & un mois ou six semaines con- sécutives , quand on la prend comme altérante. Dans tous les cas, il faut avoir la précaution de manger peu , de ne prendre que des alimens sains & de facile digestion, & éviter l'impression du froid & du chaud , qui seroient également contraires.

[*a*] L'eau dans laquelle on a fait bouillir du mercure cru, produit le même effet.

Tisane Portugaise.

Prenez , de figues graffes,
　　De dates , ... } de chaque, 2 onces.
　　De raifins , ...
　　De féné mondé , une once.
　　De fyrop de rofes pâles , trois onces.

Faites bouillir le tout dans fuffifante quantité d'eau pour trois chopines de tifane. Il faut , comme dans les précédentes, n'ajouter les folli- cules que fur la fin de l'ébullition.

La différence de cette tifane vient de ce que le goût du féné & fon âcreté font déguifés & adou- cis par les fubftances graffes avec lefquelles on les fait bouillir. C'eft une efpece de tifane royale, peu agréable , avec laquelle j'ai vu des Créoles fe purger avec affez de fuccès , & dont ils ont préféré le goût, quoique déteftable à mon avis, à celui des précédentes. En général, on voit que toutes ces préparations ne diffèrent entre elles que par des nuances,& que leur vertu purgative, comme je l'ai obfervé dans le corps de cet Ouvrage , ne vient que du féné qui en fait la bafe. Prefque toutes celles que l'on vante tant de nos jours, font au fond les mêmes. Il faut en excepter pourtant quelques - unes qui ne doivent leur énergie qu'à la gratiole ou à d'au- tres plantes violemment purgatives. Dire que

dans certaines circonftances ces derniers remedes ne puiffent produire de bons effets, comme
en ont également produit des poudres très-
fameufes, des pilules & des élixirs non moins
renommés, ce feroit aller contre la vérité ; il
eft même de la nature des purgatifs forts,
d'évacuer d'abord une quantité de matiere
féreufe, & de diffiper pour ainfi dire les fymptômes, fur-tout dans les affections rhumatifan-
tes, goutteufes, & les douleurs vénériennes.
Mais que de dangers courent ceux qui fe livrent
ainfi, fans difcernement, & fans mefure, à des
médicamens fi incertains ! Ce foulagement paffa-
ger eft fuivi bientôt d'accidens plus violens, ou
s'ils n'éprouvent pas des fymptômes inflammatoires & une mort prochaine, leur fibre fe rac-
cornit, le fang & les humeurs s'appauvriffent, &
le dépériffement général eft tôt ou tard le prix de
l'abus de ces drogues dangereufes. C'eft la raifon pour laquelle les Médecins qui les connoiffent, & qui pourroient les employer auffi bien
que les Charlatans, en ont fi fort condamné
l'ufage, inftruits par l'expérience, qu'un ou
deux fuccès apparens font toujours balancés par
des accidens multipliés, & même par des em-
poifonnemens véritables. Un habitant de Saint-
Domingue eft mort à Paris il y a quelques jours
par l'effet rapide de certaines poudres purgatives

très-connues: l'irritation d'entrailles qu'elles ont causé étant devenue générale, l'a fait périr dans les plus cruelles douleurs.

Pilules toniques de Bacher.

Prenez extrait d'ellé-
  bore noir . . . . $\Big\}$ de chaque une once.
De myrrhe. . . .
Poudre de chardon bénit, 3 gros & un scrupule.

Mêlez le tout, & faites, selon l'art, une masse de pilules que l'on laissera dessécher à l'air libre, jusqu'à ce qu'elle ait pris la consistance nécessaire pour en former des pilules chacune du poids d'un grain.

» Le point essentiel de cette composition, consiste dans la préparation exacte de l'extrait d'ellébore noir ; il est très-important de bien choisir l'ellébore qu'on y emploie ; celui qui mérite la préférence, se trouve dans la Suisse ; il ne faut pas le confondre avec les différens ellébores du pays, ni avec celui qu'on nomme pied de griffon , qui se vendent indifféremment chez les Droguistes. Il faut être également attentif sur le tems où se fait la récolte de cette racine ; quand où la retire de la terre, en Septembre & en Octobre, elle contient beaucoup plus de résine & de gomme, & ses fibres sont plus compactes & plus cassantes.

Pour en tirer l'extrait , on commence par pulvérifer groffiérement la racine d'ellébore ; on verfe deffus une quantité fuffifante d'eau-de-vie alkalifée, pour qu'elle foit parfaitement humeétée ; on répete cette irroration douze heures après : il faut un dixieme d'alkali de nitre , fixé par les charbons , fur neuf parties d'eau-de-vie , qui doit être excellente.

Cette liqueur pénétre les parties conftitutives de la racine d'ellébore, les divife & les diffout , de maniere que celles qui font cauftiques & déléteres , puiffent en être aifément féparées , & être enlevées par des évaporations répétées : elle fait perdre en outre , prefque fur le champ à l'ellébore fon âcre nauféabonde ; celle qui la remplace paroît être favonneufe , & n'eft point défagréable. Douze heures après avoir fait la feconde irroration d'eau-de-vie , on commence les infufions au vin ; par ce nouveau moyen , on acheve d'extraire la partie réfineufe qui avoit déja été pénétrée par l'eau-de-vie alkalifée , & on fe procure la partie gommeufe qui avoit échappé à ce premier diffolvant ; on emploie , à cet effet , le meilleur vin du Rhin, ou , à fon défaut, du vin de Grave de la premiere qualité ; on jette fur la matiere , qui doit être placée dans des terrines de grais , une fuffifante quantité de l'un ou de l'autre de ces vins pendant l'efpace de quarante-huit heures ; on a foin de remplacer le vin qui s'évapore, ou qui pénetre la racine, & s'incorpore avec elle, de forte qu'il furnage toujours de fix travers de doigt : on met le tout dans une grande baffine d'argent, & on le fait bouillir pendant l'efpace d'une demi-heure ; on paffe enfuite, à travers un linge, la liqueur toute chaude, avec forte expreffion ; on rejette dans la terrine le réfidu de cette opération, & l'on verfe deffus une nouvelle quantité de vin du Rhin ou de Grave, jufqu'à ce qu'il la furnage de fix travers de doigt ; on remplace le vin comme dans la premiere opération, à mefure qu'il pénétre la matiere ; & après une infufion de quarante-huit heures, on procede à la décoction & l'expreffion, comme ci-devant ; on mêle enfemble les deux liqueurs extraites, & l'on rejette, comme inutile, le marc, qui n'a plus guere de faveur ni d'odeur.

L'évaporation de cette liqueur fe fait de la maniere & dans les proportions fuivantes. On fait bouillir dans la baffine d'argent deux parties d'eau très-pure ; & quand elle eft bouillante, on y mêle une partie de la décoction d'ellébore, qu'on aura troublée avec la fpatule, pour que la réfine, qui gagne aifément le fond, foit exactement mêlée avec les autres parties ex-

tractives

tractives. Il faut être attentif à ce que la baſſine ne ſoit pas pleine, & qu'il y ait un eſpace ſuffiſant pour que la liqueur ne s'extravaſe pas dans l'opération; on modérera auſſi le feu, afin d'éviter la trop grande raréfaction de la liqueur; on pouſſera l'évaporation juſqu'à ce qu'elle ait acquis la conſiſtance de ſyrop.

On répétera ce travail, en ſoumettant, pour la ſeconde fois, cette liqueur extractive à une nouvelle ébullition avec de l'eau, & une évaporation ſuffiſante pour qu'elle reprenne la conſiſtance de ſyrop; on prendra les mêmes précautions qui ont été indiquées dans le premier travail, ſoit pour la quantité d'eau qu'on y emploiera, qui doit être bouillante avant d'y mêler l'extrait, ſoit pour éviter la raréfaction dont il eſt très-ſuſceptible: on verſera enſuite le tout dans une terrine.

Quand toute la liqueur aura ſubi ces deux opérations, on procédera, par une évaporation lente, à la réduire à conſiſtance d'extrait, & on l'agitera continuellement avec une ſpatule de bois; enſuite on retirera la baſſine du feu, & on y verſera peu-à-peu un neuvieme d'excellente eau-de-vie, qu'on mêlera exactement avec l'extrait: on fera, ſur le champ, évaporer cette eau-de-vie à un degré de chaleur fort médiocre; &, par cette méthode, on obtiendra le double extrait d'ellébore noir, imprégné & mêlé de la maniere la plus intime, avec la partie extractive du vin.

On prépare la myrrhe de la maniere suivante; on la pulvérise grossierement, & on la passe à travers un tamis de crin; on la jette ensuite dans une bassine où il y a une suffisante quantité d'eau; elle s'y dissout à un feu médiocre; alors on la passe toute chaude à travers un linge, & on l'exprime fortement : on expose à un feu léger la myrrhe ainsi dissoute, & on l'agite sans cesse, jusqu'à ce qu'elle ait acquis la consistance d'extrait.

La préparation du chardon-bénit consiste à réduire en poudre les feuilles de cette plante, qu'on aura cueillies avant sa fécondation, & ensuite séchées au grand air; on passera cette poudre à travers un tamis de soie.

Il est essentiel de suivre scrupuleusement les précautions détaillées dans la formule des pilules toniques, il n'en est aucune d'inutile; le choix des substances qui entrent dans cette composi-tion, n'est pas moins important : il faut, sur-tout, n'employer que d'excellente eau-de-vie & du vin de la premiere qualité. Ce n'est pas sans raison que M. Bacher a donné la préfé-rence au vin du Rhin & au vin de Grave; il seroit peut-être dangereux de rien innover à ce fujet, du moins fans de bonnes raifons.

La dofe, pour un adulte, eft de dix pilules. Ces hydropiques prennent, dans la matinée, trois pareilles dofes, en obfervant de mettre l'intervalle de deux heures d'une prife à l'autre. Les perfonnes d'un tempérament robufte en prennent quinze ou même vingt à la fois. Il eft rare qu'on foit obligé de diminuer la dofe au-deffous de huit. Il eft plus rare encore qu'on foit obligé de paffer celle de vingt. Sur chaque dofe, on prend du bouillon, du petit-lait, ou de la tifane chauffée chaque fois. Lorfque l'eftomac eft agacé, on ne prend qu'une ou deux dofes de pilules par jour. On interrompt leur ufage chaque quatrieme jour. Si cependant elles ne produifoient point d'évacuations, on continueroit à en prendre plus long-tems, en en augmentant fucceffivement la dofe, jufqu'à ce qu'on en ait obtenu quelques effets fenfibles.

La différence des climats, des faifons, & autres circonftances, qui, d'un jour à l'autre, peuvent varier & affecter l'économie animale, doivent auffi faire varier l'action & les effets des pilules toniques. La dofe de ce remede ne peut donc être déterminée que par les effets. Des obfervations des provinces méridionales de la France, prouvent qu'on doit y employer ce remede en plus petites dofes qu'en Lorraine, en Flandres, en Alface & à Paris.

. Cependant il eft à obferver généralement qu'à différentes dofes il produit différens effets. Les dofes fortes & fuivies, à peu de diftance, évacuent même quelquefois fortement par haut & par bas. Les dofes ordinaires agiffent par diverfes évacuations modérées & modifiées felon que les dofes font plus ou moins rapprochées. A une petite dofe, au nombre de trois, quatre, cinq & huit pilules prifes plufieurs jours de fuite, elles donnent de l'appétit, facilitent les digeftions, les fécrétions & les excrétions. »

Il faut lire dans l'ouvrage même, les détails intéreffans, concernant la maniere d'adminif-trer les purgatifs & les toniques dans les mala-dies de langueur : & comme l'Auteur affigne le premier pas aux remedes relâchans, lorfque la fibre eft trop tendue, pour n'employer les moyens oppofés que quand le fpafme eft préa-lablement détruit, c'eft à cet excellent Traité, fondé fur la pratique d'une foule de favans Médecins, & approuvé par la faculté de Méde-cine de Paris, que je renvoie les Lecteurs, pour y voir de nouvelles preuves en faveur de la méthode adouciffante que j'ai confeillée contre la plupart des maladies des Créoles, & notam-ment contre celle qui fait le fujet de la derniere obfervation.

La maniere de donner l'ellébore , que je
viens d'indiquer , n'eſt point la ſeule qui ſoit
employée en médecine ; ce remede entre encore dans pluſieurs préparations , dont les unes
ne ſont plus d'uſage , & les autres exigent beaucoup de prudence dans leur adminiſtration.
Telles ſont les pilules de Mathieu , autrement
dites de Starkei , à cauſe du ſavon inventé par ce
dernier Auteur , & qui , par le mélange de ce
ſavon , de l'huile de térébenthine & du lauda-
num avec l'ellébore blanc & le noir , offrent
un remede calmant à la fois , & apéritif. J'en ai
ſouvent retiré de bons effets ſur les mélancoliques , dans les embarras des viſceres du bas-
ventre , en le donnant à la doſe de cinq à ſix
grains tous les ſoirs ; mais il faut ſuſpendre de
tems en tems l'uſage de ce remede , lorſqu'il paroît agacer un peu la fibre , & mettre le malade
à un régime délayant & adouciſſant ; ſans cela
ſon effet pouſſé trop loin , deviendroit nuiſible.

Pilules mercurielles de la Pharmacopée de Paris.

Prenez de mercure revivifié de cinabre ,
. . . . une once.
De ſucre pulvériſé , ... deux gros.
Scammonée ⁛℥ en poudre , de chaque une
Racine de jalap ſ once.
Faites éteindre le mercure dans un mortier

de fer ou de marbre , avec le fucre , un peu de fcammonée & fuffifante quantité de vin blanc ; ajoutez enfuite ce qui refte de jalap & de fcammonée, & après l'avoir exactement mêlé, faites-en une maffe de pilules. Chaque pilule doit être du volume d'un petit pois.

Rien n'eft plus commun dans les ports de mer que l'ufage des pilules mercurielles ; mais le plus fouvent elles font fi mal préparées, & les dofes des purgatifs qui y entrent font fi peu proportionnées, qu'il réfulte fouvent plus de mal que de bien de leur adminiftration. Chaque Chirurgien prépare lui-même fes pilules à fa maniere, chaque Apothicaire a fa recette, & même celles de Belloste font quelquefois altérées ou dénaturées au point qu'on n'en fauroit retirer aucun effet. C'eft ce qui m'a déterminé à inférer dans cet ouvrage la recette des pilules de la pharmacopée de Paris , afin que les Créoles, dans le cas où je les ai confeillées , exigent qu'on les prépare de cette maniere , fur laquelle il feroit à defirer que l'on ne pût varier (a).

____

[a] On trouvera de p'us grands détails fur les préparations mercurielles, & fur leur adminiftration , dans mes *Recherches pratiques fur les différentes manieres de traiter le mal vénérien.* A Paris, chez Didot le jeune. [5]

NOTES.

N°. I.

Résumé d'un voyage dans les Indes Orientales.

CE voyage a donné lieu à des observations sur les maladies qui attaquent les Européens dans les climats chauds, & dans les longues navigations, par M. Fontana, Médecin de Crémone. *Offervafioni intorno le malatie che attacano gli Europei ne climi caldi , nelle lungue navigazioni , fatte nel viaggio allo Indie orientali d'all anno 1776 al 1781, in-8°. Livorno , 1781.* Voici le résumé de cette production utile, fait par l'Auteur. « De tout ce que j'ai pu observer de notre voyage , qui a duré quatre ans , six mois & dix jours, à bord du vaisseau le Joseph & la Marie-Thérese, ayant cent cinquante-cinq hommes d'équipage , presque tous Italiens , il paroît qu'on peut conclure :

1°. Qu'il y a peu de maladies causées par la mer. En effet, sans le malheur arrivé sur la côte orientale de l'Afrique, à l'entrée du fleuve Maffumo , où le vaisseau toucha sur un banc de sable , ce qui exigeant, pour le relever, un travail assidu , dans un air malsain , fit naître parmi les Matelots une fievre putride épidémique , le nombre des morts eût été bien

L iv

petit , malgré la longueur du tems que nous avons
voyagé , la distance des climats , la solitude & l'in-
salubrité des lieux que nous avons abordés , & le
long séjour qu'il nous a fallu faire en mer.

2°. Que les Italiens, habitués aux grandes chaleurs
de leur climat , supportent plus aisément la naviga-
tion dans les pays chauds ; cette conséquence paroît
assez naturelle. En effet , si les Matelots Italiens qui
partent pour l'Inde en bonne santé , s'en tenoient
constamment au genre de vie le plus propre pour la
conserver , ils ne seroient pas sujets aux maladies
qui , le plus souvent , attaquent les nouveaux venus
dans les pays brûlans , ou du moins ils en seroient si
légérement affectés , que leur rétablissement se feroit
en peu de tems. Mais le mauvais exemple & les circonstances l'emportent souvent sur ces considérations.

3°. Que les Italiens étant moins disposés à la mélancolie , & enjoués par caractere , sont plus capables de résister aux voyages de long cours. La gaîté
& la belle humeur sont les garans de la santé , plusieurs Médecins l'ont déja dit ; mais c'est peu de
l'avancer , il faut encore l'avoir vu , sur-tout dans
les voyages longs & fâcheux , pour en être bien convaincu. C'est dans ces occasions que s'offrent en
foule les preuves de l'influence du génie national ,
qui empêche de voir si noir dans les adversités.

4°. Que n'étant point aussi carnaciers , mais assez
amis de la propreté du corps , ils ont dû moins faci-

lement être attaqués du scorbut ou d'autres maladies que la mal-propreté & l'intempérance rendent expressément contagieuses sur les vaisseaux qui viennent du Nord. Si la propreté dans les habillemens, ou d'en changer souvent, sont des choses essentiellement nécessaires dans tous les tems & dans tous les lieux, elles le deviennent plus encore sur les vaisseaux, dans les voyages de longs cours, où, pour me servir de l'expression angloise, *il y a beaucoup de peuple* ; elles sont bien plus importantes encore, quand il y regne des maladies. *Je peux assurer que la propreté est alors le premier de tous les remedes.* »

Cette doctrine, comme on voit, est celle de tous les Physiciens, justifiée par l'expérience : Peu de viande, un air pur, de l'exercice, & beaucoup de propreté, sont les moyens de conserver la santé des gens de mer. Quoique ces observations ne soient pas volumineuses, elles n'en intéressent pas moins le Lecteur, par un journal de voyage, & des détails sur les maladies des climats chauds, faits avec autant d'exactitude que de jugement. Parmi ces maladies, j'ai inutilement cherché le spasme, malheureusement très-commun entre les deux Tropiques. Est-ce que M. Fontana se seroit borné à parler de celles de ses Matelots ? Encore comment se fait-il que parmi les blessés, car il parle des maladies chirurgicales, aucun n'ait été atteint de cet accident, qui en fait tant périr de ceux des autres nations?

J'ai été également furpris de voir que M. Fontana attribuât la bonne fanté dont les Italiens ont joui pendant ce voyage, à la gaieté naturelle de leur caractere, puifque les Provençaux, auffi gais qu'eux, ne font pas plus exempts de maladie dans les voyages de longs cours, & que les uns & les autres paffant rapidement de la joie à la triftefie, font plus que tout autre peuple fujets à l'ennui & à la mélancolie, toujours accompagnés du regret de la patrie, autrement *la maladie du pays*. Il faut donc chercher une autre caufe de la confervation de l'équipage du vaiffeau le Jofeph & la Marie-Thérefe. Je ne connois pas exactement les dimenfions de ce vaiffeau, mais elles ont dû être à peuprès celles d'une frégate, & alors les proportions entre la maffe d'air atmofphérique qu'il renfermoit, & les cent cinquante - cinq Matelots qui le refpiroient, étant telles, que cet élément excédoit de beaucoup la quantité qui entoure le corps de chaque Matelot dans les armemens ordinaires, fur-tout en tems de guerre, cet avantage a pu feul prévenir les maladies : c'eft à quoi n'a pas fait attention le Docteur Pringle, dans l'éloge des moyens que le célebre Cook · avoit employés fur le vaiffeau la Réfolution, & ce que ce voyageur lui-même a opéré fans le favoir. J'efpere un jour prouver que c'eft à ce rapport bien dirigé, plus qu'au régime & aux autres précautions tant vantés du Capitaine Cook, que les Matelots doivent l'avan-

tage de se bien porter dans leurs voyages. Je renfor-
cerai cette preuve d'un tableau de comparaison des
rapports du nombre de l'équipage à la capacité des
vaisseaux des diverses nations , qui mettra cette
vérité dans le plus grand jour.

P. S. J'avois terminé mon Ouvrage, & l'impreſſion,
comme on voit, en étoit bien avancée , lorsque j'ai
appris que le Traducteur de la médecine d'armée de
Monro, M. le Begue de Presle alloit bientôt publier un
Recueil qui réuniroit tout ce qu'on avoit écrit jusqu'à
préſent sur les maladies des climats chauds , tant
en latin qu'en anglois. J'en avois bien vu à-peu-près
le projet dans le discours que M. Fourcroi a placé à
la tête de sa traduction du Traité de Ramazini , sur
les maladies des artiſans ; mais après cette annonce ,
qui suppoſoit ce Recueil prêt à paroître , n'en ayant
plus entendu parler , j'ai penſé que M. le Begue de
Presle avoit renoncé à son entreprise. Il est à deſirer
que le Public ne soit point privé de ce travail ;
qui , dans les mains de cet Auteur , ne peut que devenir intéreſſant. L'engagement que j'ai pris avec ce
même Public & avec le Gouvernement , de m'occuper
de ce ſujet , ne sauroit nuire à l'entreprise de M. le
Begue de Presle , qui , sans doute est plus avancée
que la mienne. D'ailleurs , la ſienne se bornant
à recueillir tout ce qui a paru jusqu'à préſent sur
ce sujet , doit en différer abſolument, en ce que l'ouvrage que j'ai entrepris , sera sur un plan différent , &

qu'après avoir exposé le fentiment des Auteurs, j'y préfenterai , à ce que je crois , des opinions neuves, fondées fur des recherches particulieres, une connoiffance plus directe des maladies des gens de mer & des Créoles, & des renfeignemens qui m'ont été donnés par des perfonnes profondément inftruites fur ce fuiet , qui jufqu'à préfent n'ont pas voulu les publier elles-mêmes par la voie de l'impreffion.

Au refte, fi nous nous rencontrons fur quelques points de doctrine les plus évidens , toujours ce ne fera ni fur la caufe principale des maladies des gens de mer, telle qu'on l'a adoptée jufqu'à préfent, d'après Lind, ni fur celle de la colique , dite auparavant bilieufe. Quant aux maladies des climats chauds, mes Lecteurs ont dû voir par ma maniere d'en envifager le principe dans ce premier ouvrage , qu'elle ne peut appartenir à celui de M. le Begue de Prefle , qui n'a point encore paru, & que je ne connois que par l'annonce de M. Fourcroi.

N°. I I.

Sur le mal de mâchoire.

Les Créoles appellent cette maladie *mal de mâchoire*, parce que le spasme se manifeste sur-tout aux muscles constricteurs de la mâchoire inférieure. MM. Poupé Desportes & Chevalier, donnent indistinctement le nom de tetanos au spasme général des adultes, & au mal de mâchoire des enfans, ce qui me paroît moins exact. Sauvages, dans sa Nosologie, désigne cette derniere maladie avec plus de raison, sous le nom grec τριτμος, rendu en latin par celui de *stridor*, en françois, agacement, & le range dans la classe des *tics*. Cette distinction devenoit d'autant plus nécessaire, que le mot tetanos ou tetan, suivant les Grecs, auxquels il appartient, ne convient qu'à la rigidité générale de tout le corps. Les habitans de nos îles, plusieurs du moins, paroissent encore persuadés que le mal de mâchoire, qui est très-commun chez les Négrillons, ne le devient que par la méchanceté des Négresses, qui, soit par maléfice, soit par l'abus des plantes vénéneuses, soit enfin en leur disloquant la mâchoire, ou en leur enfonçant une épingle sur la fontanelle, cherchent à les faire mourir pour se venger de leur maître. Ces prejugés deviennent d'autant plus dangereux, que les Créoles qui en font imbus, fe bornent le plus fouvent à la punition des Négrefles, dans l'efpoir qu'elles remédieront au mal qu'elles ont fait, & négligent de recourir à des moyens plus fûrs. Plus cette erreur pouvoit leur préjudicier, plus j'ai cru devoir la combattre. Pour le faire avec fuccès, il faut remonter à la véritable caufe du mal : cette recherche, en nous éclairant fur fa nature, doit néceffairement conduire à en mieux connoître le remede.

On me pardonnera fans doute de ne point réfuter ici la fable des maléfices : ce travail inutile pour les gens inftruits, le deviendroit également pour les ignorans, qui n'y croiroient pas moins. Si le mal de mâchoire venoit du contact des plantes vénéneufes, il faudroit que leur application irritât tellement la mâchoire inférieure, qu'ils entraffent en contraction; mais cela pourroit-il fe pratiquer fur les enfans, fans que l'on découvrît les traces de ce topique ? On ne prétendra pas fans doute que ce mal vienne des poifons avalés par le nouveau-né, puifqu'avant que l'irritation eût pu fe communiquer jufqu'aux mâchoires, d'autres fymptômes auroient dirigé l'attention des obfervateurs vers l'eftomac & les premieres voies. D'ailleurs, il fera, je crois, démontré que le fpafme peut furvenir, & qu'en effet il eft excité par des caufes plus naturelles ; & alors pourquoi mettre en jeu la méchanceté des hommes ?

Ceux qui favent, & qui peut l'ignorer ! que la luxation de la mâchoire eft toujours accompagnée de l'ouverture de la bouche , & que dans le mal de mâchoire , l'inférieure ferrée , contre la fupérieure, tient la bouche étroitement fermée , fe perfuaderont difficilement que les Négreffes puiffent l'occafionner en la difloquant. Qui peut croire encore , avec quelques-uns , qu'en perçant la fontanelle , le mal de mâchoire ait eu lieu , & que les Négreffes puiffent rétablir à leur gré les chofes dans leur premier état ? Ainfi , aucune des caufes enfantées par le préjugé , n'étant admiffible , il faut néceffairement en chercher de plus raifonnables.

Suivons à préfent les Phyficiens dans les recherches qu'ils ont faites fur ce fujet. Poupé Defportes penfe que la mal-propreté & la fumée abondante qu'il y a toujours dans les cafes des Negres , peuvent y contribuer beaucoup , conjointement avec la fraîcheur qui y pénétre , fur-tout dans les habitations marécageufes. Ces maifons étant faites de paliffades ou de cliffages , & le feu venant à s'éteindre pendant la nuit , cela occafionne une fraîcheur dont l'alternative fubite , avec la chaleur , eft capable de produire cette révolution fur les enfans. Nous remarquons , ajoute-t-il , que cet accident eft beaucoup plus rare dans les habitations où les maifons font bâties fur des terreins élevés & fablonneux. Le Docteur Chevalier , adoptant les mêmes caufes , en indique d'autres

qui, pour n'être pas auſſi générales , peuvent néanmoins avoir lieu quelquefois : telles ſont les paſſions de la mere , & la maniere dont elle a vécu
dans ſa groſſeſſe. Il avoit obſervé que les enfans des
Négreſſes , naturellement coleres , qui buvoient
beaucoup de taffia , ou qui mangeoient beaucoup
de piment, étoient plus ſujets au mal de mâchoire ,
que ceux des meres plus réglées. Il préſume encore
que la maniere de lier le cordon y a quelque part,
lorſqu'il eſt ſerré outre meſure : la ligature fait
alors de la douleur à l'enfant , déchire la partie , & la
douleur & le déchirement cauſent le ſpaſme & le
mal de mâchoire , ſuivant la remarque d'Hippocrate,
cité par cet Auteur. Les mêmes cauſes agiſſant ſur
les adultes , dans le ſpaſme général , connu ſous le
nom de tetanos , viennent à l'appui de cette opinion.
Le ſpaſme eſt plus commun dans les tems pluvieux ,
que dans les tems ſecs ; ordinairement il attaque
ceux qui , étant échauffés & en ſueur , ſe trouvent expoſés à la pluie , ou reſtent à l'impreſſion de l'air frais.
« Un prompt & ſubit refroidiſſement ſaiſit les malades dans tout le corps , ou dans une partie conſidérable ; ils deviennent immobiles comme des ſta-
tues. » Cette maladie vient auſſi à la ſuite des
plaies , des piquûres à la main & à la plante des pieds.
De-là la diſtinction du tetan produit par des bleſſures ,
& de celui qu'excite l'intempérie de l'air ; comme
on a vu le mal de mâchoire des enfans , dépendre en
eux

général des variations de l'atmosphere, sans exclure pourtant celui auquel la ligature trop serrée du cordon, ou toute autre cause irritante pourroit donner lieu.

Voilà donc encore le préjugé des Créoles combattu par le sentiment des Médecins. Il deviendra bien moins admissible, si l'on considere que le mal de mâchoire des nouveaux-nés, se manifeste en d'autres lieux. Heister, Auteur Allemand, en fait mention dans son Précis de Médecine; il en est aussi question dans les actes Helvétiques, mais cette affection observée quelquefois dans les provinces septentrionales de la France, se manifeste plus fréquemment dans celles qui sont au midi de ce Royaume. J'en trouve plusieurs exemples dans un journal de pratique, que m'ont laissé un pere & un oncle très versés dans l'art de guérir, après plus de soixante années d'observations & d'expérience. Il est peu de Praticiens, exerçant la Médecine en Provence, en Languedoc & en Roussillon, qui ne l'aient également observé. Il regne de même à Minorque, suivant le témoignage de Cleghorne, Médecin Anglois, d'après lequel Sauvages lui a donné le nom de spasme baléarique. Ces faits fournissent une nouvelle preuve contre le préjugé des Créoles, puisqu'en Europe on n'emploie point les Négresses pour soigner les nouveaux-nés, & qu'aucun intérèt personnel ne peut engager ni les Sages-femmes, ni les Gardes-malades, à porter sur

M

eux des mains homicides. Ils prouvent encore que, fans rejeter la caufe du mal de mâchoire par irritation, dont je parlerai bientôt, la principale & la plus commune eft celle qui vient des changemens fubits de l'atmofphere, puifque cet accident eft plus commun dans les provinces méridionales, dont la température fe rapproche davantage des climats fitués entre les deux Tropiques, où, comme dans les Antilles, l'exceffive chaleur eft remplacée fouvent dans le jour, par une température froide, à la fuite d'une bife ou d'un tems orageux, qui frappe d'autant plus aifément les nouveaux-nés, que la chaleur naturelle du climat enhardit davantage les gardes ou les nourrices à les y expofer, foit en les tranfportant en plein air, foit en négligeant les précautions de les tenir dans un lieu habituellement moins chaud, ou d'empêcher l'air froid d'y pénétrer.

Pour peu que les Créoles veuillent faire attention à la conduite qu'ils tiennent envers leurs propres enfans, ils verront que foit par inftinct, foit par tradition, ils font en garde contre cette inconftance de l'atmofphere, puifqu'ils n'expofent les blancs nouveaux-nés au grand air, qu'après le neuvieme jour de leur naiffance, c'eft-à-dire, plufieurs jours après l'époque où le mal de mâchoire a coutume de fe manifefter. Une obfervation intéreffante pour la Marine royale, ajoute encore à tout ce que je viens de dire : les blessés que l'on opere dans les climats chauds, sont moins sujets au spasme, quand ils restent à bord des vaisseaux, que quand on les opere à terre. Si ce fait, que m'a communiqué un Chirurgien qui a passé quelque tems à la Martinique, est constamment vrai, on a lieu de présumer que cet accident vient de l'excessive chaleur du pays, & de la variété journaliere de l'atmosphere, que l'on éprouve moins fréquemment sur la mer, où la chaleur est moins forte, & où le passage du froid au chaud se fait moins sentir. Cette observation n'indiqueroit-elle pas la nécessité de panser les blessés à bord, & sur un vaisseau-hôpital, pour les préserver du spasme, qui malheureusement rend mortelles la plupart des opérations ?

Présentement que la cause la plus générale du mal de mâchoire est reconnue, & que celle que les habitans des Antilles ont coutume d'accuser ne peut avoir lieu, voyons de quelle maniere on a traité cette maladie, afin de s'arrêter aux moyens qui, par la constance de leurs succès, paroissent mériter la préférence. Deux méthodes ont été successivement employées pour détruire le mal de mâchoire, l'irritante & la relâchante, comme on l'a fait aussi pour le spasme général ou le tetan. A la Martinique, M. de Chanvalon a fait plonger les enfans dans l'eau froide : le même moyen a eu lieu à Cayenne ; on s'en est également servi à Saint-Domingue, contre le spasme général, mais toujours sans succès : eh ! comment un faififfement qui a tant d'analogie avec celui qui produit le plus fouvent le mal de mâchoire & le tetan, auroit-il pu être utile ? Le raifonnement ne permettoit pas de l'efpérer, & l'expérience a malheureufement juftifié cette préfomption.

Pour ne laiffer aucun doute fur le danger & la fréquence de cette caufe, je dois rappeller ici ce qui arrive aux perfonnes délicates, & aux enfans, plus qu'aux adultes, lorfqu'ils fe laiffent gagner par le froid, ou que, fans précaution, ils paffent rapidement d'une atmofphere chaude à une froide, qui les furprend, comme l'éprouvent ceux qui plongent dans l'eau froide, ou qui fortent de l'eau fans fe faire effuyer : les derniers friffonnent auffi-tôt, & ce moment, véritablement convulfif, fe portant principalement aux mâchoires, agite fi fort les mufcles conftricteurs de l'inférieure, qu'on voit les dents heurter précipitamment, & même involontairement contre celles de la mâchoire fupérieure. Il en eft encore qui, par le vent froid qui frappe leurs joues, éprouvent une tenfion de la peau, & une roideur dans les mufcles maffeters, qui va jufqu'à ferrer fortement & prefque malgré eux, les mâchoires l'une contre l'autre. Telle eft auffi la caufe de ce ferrement dans les nouveaux-nés; & fi elle agit fur eux avec plus de force, c'eft qu'ils font, plus que les adultes, difpofés aux convulfions, dans tous les pays, comme plus particulieres à l'enfance.

Il en eſt de cette premiere cauſe , & des moyens d'irritation déja remarqués , comme des topiques ſtimulans , tirés d'une autre claſſe , & connus ſous le nom de rubéſians ou épiſpaſtiques : l'activité de la fibre, quand ils l'irritent beaucoup trop , augmente ſouvent les convulſions contre leſquelles on les emploie , & il n'eſt pas rare de voir les enfans attaqués du ſpaſme ou du mal de mâchoire , à la ſuite de leur application. Il faut cependant convenir que ees topiques ont auſſi quelquefois du ſuccès ; mais c'eſt quand on les applique avec prudence , & qu'ils attirent la fluxion à la peau , dont ils augmentent la tranſpiration , ou ſur laquelle ils font élever des boutons & des cloches qui rendent plus ou moins de ſéroſité.

En communiquant ce Mémoire à des Dames Créoles , quelques-unes m'ont obſervé que la cloiſon des caſes où l'on tenoit les nouveaux-nés , ne permettoit pas toujours l'entrée à l'air froid de la nuit ; qu'il y en avoit de bien cloſes , & que , quand même cet air y pénétreroit , les enfans étoient trop bien couverts pour en reſſentir l'impreſſion. Mais dans le cas où les enfans ſeroient ainſi enfermés la nuit, dans des demeures chaudes , le ſpaſme des mâchoires pourroit également venir de l'exceſſive chaleur , qui, rendant l'air méphitique , & non reſpirable , exciteroit néceſſairement ce mouvement convulſif, par les efforts d'une reſpiration précipitée. Quand même ce ſpaſme ne viendroit que du froid , la précaution de bien couvrir les enfans raſſureroit en vain les Créoles, puiſque le viſage reſteroit encore expoſé au froid, & que le ſaiſiſſement de cette partie ſuffit ſeul pour donner le mal de mâchoire.

M. Bajon, Chirurgien du Roi à Cayenne, encouragé par l'exemple de M. Levret, qui prétendoit, après pluſieurs autres, préſerver les enfans de la petite vérole, en laiſſant dégorger le cordon ombilical, avant que d'en faire la ligature, cet Auteur, dis-je, a eſſayé de ce moyen, dans l'eſpoir de les garantir du mal de mâchoire, & il prétend avoir réuſſi. Aucun de ceux qu'il a opéré de cette maniere, n'en a été atteint. Mais faut-il compter ſur cette preuve ? 1°. J'ai vu pluſieurs enfans, reçus par M. Levret, avoir la petite vérole, malgré ſa confiance en cette opération; 2°. Si l'engorgement du cordon étoit la cauſe du mal de mâchoire, pourquoi ce mal ne ſeroit-il pas général dans tous les pays ? Pourquoi, dans les climats chauds, ne l'obſerveroit-on pas également & auſſi fréquemment ſur les enfans des blancs, que chez les Négrillons ? Je ſuis pourtant bien éloigné de condamner le dégorgement du nombril ; comme il ne ſauroit nuire, & qu'à la rigueur, il peut avoir un genre d'utilité, en débarraſſant le foie & prévenant la jauniſſe des enfans, plus commune ſur ceux des Créoles, à raiſon de leur conſtitution & de leur climat, que d'ailleurs, par cette attention, on lie plus ſolidement le cordon & ſans le pincer, j'eſtime,

au contraire, qu'il fera bon d'employer cette méthode.
Mais fi M. Bajon a réuffi contre le mal de mâchoire,
il ne faut pas fe diffimuler qu'il le doit aux foins particuliers donnés aux enfans qu'il a traités. Sans doute
diftingués des autres, & fuivis par un homme éclairé,
ils n'étoient point expofés, par l'impéritie des Négreffes, aux viciffitudes de l'atmofphere, & cela
feul a pu les en préferver. De l'obfervation de ce
Chirurgien, on peut tirer au moins une conféquence
bien fûre ; c'eft que, s'il s'eft trompé en recherchant
la caufe du mal dans un engorgement qui n'y a aucun
rapport, du moins en obfervateur confommé dans
fon art, il a prouvé qu'il n'avoit jamais reconnu
aucune des caufes adoptées par les Créoles.

Les moyens préfervatifs du Docteur Chevalier,
fe rapprochent de ceux de M. Bajon, en ce qu'il veut
que l'on ceffe de livrer les Négrillons qui viennent au
monde, à l'ignorance des Négreffes accoucheufes, &
que la ligature du cordon foit faite par des mains
plus adroites & plus exercées, jufqu'à ce qu'on ait
pris foin d'inftruire ces femmes, & de les former à
cette opération ; mais cet Auteur ne parle point
du dégorgement de la veine ombilicale : après
avoir indiqué ce moyen, & infifté fur la néceffité
d'aftreindre à un genre de vie plus falutaire les Négreffes qui font enceintes, il revient à la principale
caufe du mal de mâchoire, le faififfement par le froid,
contre laquelle il propofe la précaution d'envoyer

M iv

les Négreſſes accoucher dans des habitations plus
ſaines, ou d'éloigner des habitations ſuſpectes, les
cauſes qui les rendent telles, en conſtruiſant à chaque
habitation une caſe de maçonnerie bien cloſe, pour
les y recevoir pendant leurs couches.

Ce dernier Médecin conſeille encore le ſel ſé-
datif, à la doſe de deux grains, & même plus; ou
bien l'uſage d'un peu d'eau de pavot, pour prévenir cet
accident; mais il avoue en même tems n'avoir employé que deux fois ces remedes, & ſans ſuccès. Son
avis n'eſt donc qu'une préſomption, & non le fruit
de l'expérience. D'ailleurs, les médicamens internes ne
ſauroient prévenir le mal, qu'autant qu'il ſeroit produit par quelque cauſe particuliere & ſenſible, que les
anti-ſpaſmodiques & les calmans pourroient aſſoupir ou
détruire, tandis qu'ici il s'agit d'une cauſe répandue
dans l'atmoſphere, l'impreſſion de l'humidité, la den-
ſité de l'air, & ſon refroidiſſement ſur le viſage de
l'enfant, & mes Lecteurs ont déja ſenti que les remedes intérieurs deviendroient inutiles, tant que cette
cauſe externe & générale auroit lieu, puiſqu'alors il
eſt moins queſtion de faire parvenir des calmans à
l'eſtomac, que de garantir les parties externes, du
froid qui les ſaiſit.

L'expérience vient à l'appui de ces raiſons. En
effet, dans le nombre des remedes imaginés contre
ce mal, on a obſervé que les topiques qui relâ-
choient la peau & détendoient la fibre, étoient les

plus efficaces. Dans cette vue , on a conseillé les
légeres frictions fur les joues , avec des linges chauds ,
l'application de ces mêmes linges fur ces parties , la
température douce & égale , & , fur toutes chofes ,
les embrocations avec les corps gras ou huileux.
C'eft à quoi fe font bornés la plupart des perfonnes
de l'art, après avoir inutilement tenté d'autres voies.
Depuis long-tems , & même dans les fiecles les plus
reculés , les Médecins d'Europe étoient dans l'ufage
de combattre le fpafme de cette maniere. Hippocrate conseille de fomenter la partie , & de
la graiffer avec une onction quelconque , auprès du
feu , mais fans trop l'échauffer. *Fovere opportet &*
pinguere unctura ad ignem , fed non ita propè cale-
facere.

Toutes les fois que les blancs fe font écartés de
cette méthode , le mal n'a fait qu'augmenter. La
chaleur exceffive , & les fueurs forcées qui en réful-
toient, n'ont pas mieux réuffi que les immerfions
dans l'eau froide. Les Negres, au contraire, admi-
niftroient avec fuccès les frictions avec l'huile chaude,
& c'eft vraifemblablement parce qu'ils guériffoient
ainfi mieux que d'autres, cette maladie, que les
Créoles ont perfifté à croire qu'ils en étoient les
auteurs.

Ce n'eft pas autrement qu'un Chirurgien du
quartier Morin, près le Cap-François , s'étoit acquis
à Saint-Domingue la réputation de guérir parfai-

tement le fpafme. Poupé Defportes , qui en fait l'éloge , ajoute que depuis deux ou trois ans avant l'époque où il écrivoit , quelques habitans préve-noient le mal de mâchoire des Négrillons , en leur frottant deux ou trois fois par jour les tempes & les mâchoires avec l'huile de *palma Chrifti.* Dans la mé-thode employée par les Negres , contre le fpafme en général , ou tetanos , on trouve à côté de cer-tains topiques, moitié irritans , moitié relâchans , un liniment fait avec les graines de *palma Chrifti* , rôties, & pilées dans une ou deux pintes de fain-doux fondu. C'eft encore en appliquant de l'huile fur la partie détruite , qu'ils préviennent l'irritation & le fpafme dont font menacés ceux d'entr'eux qui ont le ver de Guinée. (6) En Europe même , fuivant la doctrine du pere de la Médecine , & des Grecs modernes, qui n'ont là-deffus qu'un même enfei-gnement, on a fouvent recours aux linimens, aux embrocations , & à l'application du fuif contre les mouvemens fpafmodiques & les douleurs rhumatif-males qui rarement exiftent fans une contraction plus ou moins forte de la partie.

Je ne parlerai point du mal de mâchoire qui attaque les enfans à la mamelle , & qui a pour caufe ou des acides qui agacent leur eftomac , ou la répercuffion de l'humeur de gourme ; cette recher-che m'éloigneroit de mon fujet. Je n'avois à traiter ici que de l'affection à laquelle les Négrillons font

expofés dans les premiers jours de leur naiſſance :
je deſire que ces réflexions puiſſent enfin diſſiper
le préjugé barbare auquel cet accident a donné
lieu.

N°. III.

SUR LA RAGE.

LE Docteur Desportes nous apprend que la rage n'est pas commune à Saint-Domingue ; des Créoles m'ont aussi assuré qu'on l'y observoit rarement. Un savant, qui a voyagé dans l'Inde, M. Gentil, a également remarqué que cette maladie étoit rare dans ces climats, & même qu'on ne l'observoit pas à Manille, pays excessivement chaud, où la race des chiens s'est singuliérement multipliée. D'un autre côté, les Médecins d'Europe ont observé que la rage se manifestoit particuliérement parmi les chiens, les loups, les renards & les autres quadrupedes de cette classe, dont le cuir est très-serré, & qu'ils enrageoient le plus souvent en hiver. Mais la salive & l'humeur perspiratoire ayant entre elles un rapport intime & le venin de la rage déposé à la peau se portant essentiellement à la gorge après qu'il a subi sur la partie mordue le degré d'élaboration nécessaire pour qu'il puisse produire ses redoutables effets, il est naturel de présumer que la différence remarquée dans la fréquence ou la rareté de cette maladie, à raison de l'opposition des climats & des saisons, vient de ce que le tiffu de la peau eft plus lâche dans les animaux qui vivent entre les deux Tropiques, & les fueurs plus abondantes , tandis que fous un ciel tempéré, & plus encore dans les pays froids, l'humeur de la tranf-piration, retenue en partie dans fes couloirs, ou fe féparant moins facilement de la maffe du fang, con-féquemment plus âcre & plus active, s'altere plus aifément, & prend un caractere contagieux. Auffi , tous les remedes employés jufqu'à préfent contre la rage, tendent-ils à rappeller les fueurs, ou à fuppléer à leur défaut par une émiffion abondante de falive. Cependant leur adminiftration n'eft pas exempte d'accidens, puifque prefque tous ces remedes ont une activité plus ou moins grande, d'autant plus difficile à modérer, que les malades abhorrent alors les liquides, & qu'ils entrent en convulfion à leur afpect. Après avoir réfléchi fur cet inconvénient difficile à vaincre, il m'a femblé que, fans abandon-ner ces premiers moyens; il feroit poffible d'en fecon-der l'effet par la vapeur des étuves, telles qu'on les pratique en Ruffie & en Turquie. Si je ne me trompe , ce remede tendant à ouvrir la voie des fueurs, fe-conderoit puiffamment l'effet du mercure, & les rap-pelleroit à la peau, fans effort, en même tems qu'il relâcheroit la fibre, & jetteroit le malade dans un af-faiffement falutaire, fur-tout au moment de l'accès de la rage. De quelque maniere qu'on envifage ces conjectures, rien n'empêche de tenter cet effai, qui ne

préfente pas d'accidens à craindre , & qui peut avoir
de grands avantages. Je ne fache pas qu'aucun Auteur en ait parlé ; il n'en eft pas même fait mention
dans l'excellent recueil de M. Andry , fur cette matiere , encore moins dans des obfervations fur la rage,
publiées après l'Ouvrage de M. Andry , & qui ne
font qu'une imitation infidelle & mal-adroite du travail de ce Médecin. (*a*)

On a annoncé , depuis peu dans le Journal de
Paris , la découverte du véritable fiége de la rage.
L'Auteur , dit-on , l'a rencontré dans la membrane qui

(*a*) Ceux qui ne connoiffent pas les obfervations que je viens
de citer , feront peut-être étonnés du jugement que j'en porte ;
mais s'ils veulent bien fe donner la peine de les parcourir , ils
y verront que l'Auteur regarde la rage effentielle comme très-
rare , & qu'il cite auffi-tôt après plufieurs exemples obfervés dans
tous les tems , qui détruifent fon affertion : qu'en un autre cha-
pitre , il confond la famille des Afclépiades , dont Hippocrate
eft defcendu , avec Afclépiade , qui exerça la Médecine à Rome ,
long-tems après , & qui y eut une fecte nombreufe ; qu'il fait
dire à Méad précifément le contraire de ce que ce Médecin
a avancé au fujet de la confiftance du fang des hydrophobes ;
que tout ce qui fuit fur l'expofition des fymptômes , fur le
traitement de la rage , & fur les Auteurs qui s'en font occupés ,
n'eft qu'un extrait défiguré de ce que MM. de Sauvages &
Andry ont publié , & qu'en tout , *ces obfervations* fi fameufes
ne méritent pas plus de confiance , que ce que ce même Auteur
a écrit fur la caufe de l'afphyxie , & fur les moyens d'y remédier.

entoure la moëlle épiniere, renfermée dans les verte-
bres cervicales & dans les ganglions intervertébraux
qui y répondent. C'eſt ce qui réſulte de l'ouverture
de pluſieurs cadavres , faite avec autant d'intelligence
que de ſoin. Quoique l'on doive beaucoup de recon-
noiſſance à cet Auteur pour cette recherche, il en eſt
pourtant de ce fait comme de tous ceux qui reſultent
de l'inſpection anatomique , & où le plus ſouvent
l'on ne peut ſavoir ſi le dérangement des organes
eſt l'effet ou la cauſe de la maladie. Cette découverte reſſemble à celle d'Aſtruc , à l'égard du ſiége de
la colique des Peintres : il l'avoit placée dans la tuni-
que de la moëlle épiniere , pour avoir obſervé des
ſymptômes analogues, dans un ſujet, qui , après ſa
mort, parut avoir cette partie du corps viciée. *Poſt
hoc , ergo propter hoc.* Déja il avoit compoſé le nom
de *rachialgia* , dérivé du Grec; mais quand même on
auroit trouvé conſtamment affectées les parties indiquées par Aſtruc , on ne voit pas comment cette découverte auroit pu mener à la connoiſſance du ſiége &
de la cauſe du mal. La criſpation générale du bas-
ventre auroit bien pu produire cet engorgement , qui
dès-lors eût été moins la cauſe que l'effet de la maladie, comme dans le cas préſent , l'état inflammatoire
des parties qui entourent la moëlle épiniere du cou ,
peut être l'effet plutôt que la cauſe de la ſiccité de la
gorge & de la ſenſibilité des amygdales ; ce qui , de
maniere ou d'autre , nous laiſſe toujours dans l'igno-

rance la plus profonde de la nature du virus hydro-phobique, & des moyens d'y remédier.

Un fait bien surprenant, s'il se confirme, c'est l'effet que le poison de la vipere a produit contre celui de la rage, & qui vient d'être publié par ordre du Gouvernement. Un chien enragé mordu au cou par ce reptile, eut cette partie tuméfiée quelque tems après, & de ce gonflement résulta la cessation de l'horreur de l'eau. Est-ce que l'action d'un venin sur les nerfs détruiroit celle d'un autre venin, comme l'avoit judicieusement présumé M. Alphonse le Roi, ou bien le gonflement & la fluxion attirés à la partie extérieure du cou ont-ils fait cesser la phlogose du fond de la gorge qui accompagne & excite l'hydrophobie? C'est à M. Demathiis, Docteur en Médecine, Auteur de cette intéressante observation, à en rechercher la cause dans de nouvelles expé-riences.

N^o. I V.

N°. I V.

Sur la prétendue nouveauté de certaines Maladies.

Suivant la tradition commune, le premier événement qui ait fait remarquer cette maladie dans les Antilles, a été le relâche à la Martinique, d'une nombreuse escadre qui venoit de Siam, & dont l'équipage, pendant son séjour dans cette Colonie, fut affligé d'une fievre maligne pestilentielle, qui fit périr un grand nombre de Matelots. De-là on en a inféré que cette fievre étoit particuliere aux Siamois, & qu'elle avoit été apportée de leur pays aux Isles, où jusqu'alors on ne l'avoit pas connue. Cependant les Médecins qui ont eu occasion de la suivre depuis, & Desportes lui-même, remarquent que la régularité avec laquelle elle se reproduit, semble devoir la faire regarder comme une de ces affections dont il faut chercher la cause dans la constitution de l'air. « Cette maladie, ajoute-t-il, attaque rarement les Créoles ou les Sauvages des habitans de l'isle ; les Européens, destinés à vivre sous un climat plus tempéré, en font pour ainsi dire la victime : la

N

chaleur extraordinaire de la Colonie, produit fur leur corps des changemens dont font exempts les corps acclimatés, & pour lefquels cette ardeur de l'été eſt fuivant l'ordre de la nature. »

Il en eſt de cette tradition, comme de celle où l'on a voulu que le rachitis ou noueure fûr une maladie inconnue aux anciens, & qui avoit pris naiſſance dans les climats feptentrionaux ; que la lepre n'avoit exiſté en Europe que par les Croifades ; que la petite-vérole n'eſt venue auſſi que par cette voie de communication ; qu'enfin le mal vénérien eſt la fuite de la découverte du Nouveau-Monde. Il eſt aujourd'hui bien prouvé que la noueure tient à un vice du corps muqueux & de la lymphe, indépendant des viciſſitudes de l'air, & qui fe manifeſte dans tous les tems & dans tous les lieux ; que la lepre exiſtoit en France long-tems avant l'expédition des Croifades ; qu'il en eſt de même de la petite-vérole, plus ou moins décrite par les anciens, & qui fe développant dans tous les climats, à raifon des circonſtances de la faifon & de l'âge, n'a pu être l'effet d'une épidémie particuliere à un canton de l'Egypte, puifque les épidémies de cette claſſe ceſſent enfin, à mefure qu'elles ont changé de climat. Quant à la nouveauté du mal vénérien, des Auteurs célebres l'avoient atteſtée avant Aſtruc, & cet Auteur, en impofant par une érudition peu commune, a accrédité cette opinion, au point qu'elle étoit devenue générale. J'ai eu occasion de la combattre, & si je ne me trompe , avec quelques succès, *dans mes Recherches pratiques sur les différentes manieres de traiter le mal vénérien* , & dans les leçons que j'ai faites par ordre du Gouvernement, concernant le traitement populaire, lorsqu'occupant les loisirs de ma jeunesse à des objets utiles, j'avois établi des moyens gratuits de guérison en faveur du pauvre peuple attaqué de cette contagion. Puisqu'il est question ici de la santé des Créoles, j'espere qu'ils me sauront gré de détruire à fond ce préjugé, qui peut quelquefois donner des craintes aux Européens dans les alliances qu'ils forment avec eux.

Sans doute la maladie vénérienne doit être plus commune dans les pays chauds que dans les froids , non-seulement à cause de la température qui excite davantage les passions , mais encore parce que les objets qui peuvent les allumer y sont plus fréquens , sur-tout dans les Isles. Prétendre pour cela que les Antilles aient été le foyer de cette contagion, c'est, je crois, être dans une grande erreur. On a dit, on a prouvé par tous les Historiens, que les Espagnols , qui les premiers revinrent du Nouveau-Monde , n'arriverent point assez à tems pour pouvoir être employés dans l'expédition de Fernand de Cordoue , quand il fut secourir Naples assiégée par les François ; qu'avant d'arriver dans les ports de leur nation,

les Espagnols relâcherent en Portugal, où ils séjour-
nerent, & où les Indiens furent même présentés à la
Cour. On a démontré que l'armée de Fernand de
Cordoue, formée de gens d'élite, & où ne pouvoient être compris des malheureux soldats ou Matelots arrivés à peine, & excédés par les maladies du
Nouveau-Monde, & les rigueurs de la traversée, que
cette armée, dis-je, fut forcée de débarquer en
Sicile, d'où elle ne passa sur le continent d'Italie,
que quand la ville de Naples eut été évacuée par les
François. Cependant, c'est durant le siége de Naples
par les François, & même avant qu'ils s'en fussent ren-
dus maîtres, conséquemment bien avant qu'ils l'eussent évacuée, que l'on veut que le mal vénérien se
soit communiqué, & que de-là il ait fait tellement
explosion dans toute l'Europe, qu'il s'y soit répandu
de maniere à frapper toutes les nations, suivant le
témoignage des différens Ecrivains de ce siecle. A
cette conséquence déja par trop absurde, on a opposé
des ouvrages antérieurs d'un siecle, où l'on trouve
des traités complets, intitulés *de Passionibus virgæ post
coïtum cum muliere contaminata*, ou sous d'autres titres
non moins expressifs. On a opposé des réglemens également antérieurs, faits pour les lieux de débauche,
où sous la plus riante apparence, souvent les femmes
cachoient une maladie capable de perdre la santé des
jeunes gens, (c'est le motif du réglement,) & que

pour cette raison on ne peut confondre avec la lepre.
On a opposé en dernier lieu l'antériorité de cette maladie chez les Chinois, leur communication avec les
Egyptiens & les Tartares, & comme ces derniers
ayant communiqué à leur tour, depuis long-tems,
avec les peuples d'Europe, auroient dû par cette
longue habitude, y répandre le mal vénérien avant
la découverte des Antilles ; comme enfin les Indiens
& les Espagnols qui revinrent les premiers des Antilles, ayant débarqué d'abord sur les rives du Tage,
& séjourné en Portugal, la maladie auroit dû faire
sa premiere explosion dans cet endroit, plutôt que
venir sourdement jusqu'à Naples, pour s'y manifester
alors avec une fureur & une rapidité que l'on a
peine à concevoir. Mais toutes ces raisons, quoique
péremptoires, n'ont point fait les partisans d'Astruc ;
avec leur Maître, ils se replient toujours sur l'étonne-
ment général des Ecrivains qui les premiers ont tracé
le tableau de cette contagion : s'ils ne peuvent nier
les témoignages antérieurs, même ceux des anciens,
qui ont décrit les symptômes caractéristiques de ce
mal, du moins en éludent-ils la force, en prétendant
que cela prouve au plus qu'il régnoit alors une épidémie semblable à ce même mal, par ses symptômes,
mais qui ne pouvoit être la vérole, puisque celle-ci
est venue des Antilles ; car tel est le raisonnement
d'Astruc ; le mal vénérien nous est venu des Antilles,

parce qu'avant l'époque de la découverte du Nouveau-
Monde, on ne le connoiſſoit point en Europe ; aucun Auteur n'en avoit parlé ; ou ſi vous tiriez de l'ou-
bli des manuſcrits qui ſemblent en faire mention par
l'identité des ſymptômes & de la cauſe, ſi vous en
trouviez des traces dans Hippocrate & les Grecs,
poſtérieurs, quelque rapport que ces ſignes paruſſent
avoir, ce n'étoit point là la maladie dont il s'agit, c'en
étoit une autre, car il étoit prouvé que la vénérienne
venoit des Antilles. Terminons cette note en obſervant
que la prétendue époque de l'apparition de cette
contagion en Europe, fut bientôt ſuivie de la découverte de l'Imprimerie ; que juſqu'alors les manuſcrits
étant copiés par des Religieux, que les mœurs des
Cloîtres empêchoient ſouvent de tranſcrire des choſes
dégoûtantes, ce ne fut que quand l'Imprimerie diſ-
penſa d'avoir recours à leur plume, que les ouvrages
ſe multiplierent, & que l'on ſe permit de differter
plus librement & plus au long ſur ce mal honteux.

Ajoutons, pour les Lecteurs difficiles à convaincre,
que ſi les Romains & les Grecs ne nous ont laiſſé
que des veſtiges très-équivoques de l'exiſtence de ce
mal, dans leurs ouvrages, c'eſt que la barbarie des
tems qui nous auroit privé de leurs chefs-d'œuvre,
ſi ſa main deſtructive avoit pu les atteindre, nous
a fait juſtice d'une infinité de rapſodies & d'ouvrages
obſcurs, où ce mal pouvoit être décrit ; comme on

a lieu de croire que la poftérité ne confervera de notre fiecle & du précédent, que ceux des Auteurs les plus diftingués, & qu'alors s'évanouiront cette foule d'écrits licencieux, dans lefquels feuls on pourroit trouver quelque trace de ce mal obfcene.

N°. V.

Sur l'usage du Sublimé corrosif.

Quoique je me fusse bien promis de ne plus écrire en mon nom sur le traitement des maux vénériens, & que ce que j'ai pu recueillir d'observations depuis l'impression de mes premiers ouvrages, soit entre les mains d'un de mes parens, Maître en Chirurgie de Paris, que j'en ai chargé pour le publier un jour avec les siennes qui doivent être très-étendues, depuis que j'ai renoncé à ce genre de pratique, cependant, je ne peux m'empêcher de rapporter ici ce que MM. Fontana, Desportes & Bajon nous apprennent sur l'usage intérieur & extérieur du sublimé corrosif, administré d'abord avec enthousiasme, décrié ensuite avec fureur, & aujourd'hui employé plus sagement sans cet esprit de parti qui adopte ou rejette toujours d'une maniere trop exclusive. Les intérêts divers agitant moins les Chirurgiens qui vivent isolés, pour ainsi dire, & sans rivalité dans les établissemens des climats chauds, ils ont dû recueillir avec moins de prévention les effets du sublimé corrosif, ne point vanter ou décrier ce remede, parce que tel Auteur le portoit aux nues, ou que tel autre l'avilissoit: le desir seul de guérir leurs malades, & de faire choix de la méthode la plus sûre, a dû les animer ; & s'ils ont donné leur suffrage à l'usage intérieur de ce sel mercuriel, c'est une preuve que le succès en a couronné l'administration. Quant à l'usage externe, écoutons d'abord Bajon : ce Chirurgien, qui a bien mérité de l'Académie Royale de Chirurgie, ayant médité les craintes que feu M. Pibrac avoit semées contre l'usage interne du sublimé corrosif, par le tableau des effets funestes de ce sel, appliqué extérieurement sur les plaies, & desirant pourtant l'employer dans un climat où la nécessité de déprimer les chairs baveuses devient très-fréquente, en retira les plus grands avantages. Voici comme il s'exprime à ce sujet : « Il y avoit déja du tems que je me servois de ce caustique, lorsque le quatrieme Mémoire de l'Académie de Chirurgie parut ; celui de M. Pibrac, sur l'usage du sublimé corrosif, m'intimida un peu ; mais il ne put me déterminer à abandonner un remede qui, dans ces climats, me paroissoit aussi important. Je me contentai seulement de redoubler mes attentions dans l'emploi que j'en faisois, de sorte que je continuai à m'en servir, ET J'EN AI ÉPROUVÉ LES SUCCÈS LES PLUS HEUREUX. » On remarquera que Bajon écrivoit dans un pays excessivement chaud, où la fibre est très-irritable, & où les spasmes fréquens sembloient donner à craindre les suites les plus fâcheuses de l'application de ce sel si redouté par M. Pibrac. La recette que Poupé Desportes donne contre les dar-

tres, & que j'ai rapportée dans le corps de cet ouvrage, contient également du sublimé corrosif. Cet
Auteur en fait le plus grand éloge, & par là même il
dépose en faveur de l'innocence de ce sel, appliqué à
l'extérieur par une main prudente.

M. Nicolas Fontana, dans l'ouvrage déja cité,
après avoir exposé les inconvéniens de donner le
mercure à trop haute dose dans les climats chauds,
& combien l'abus de ce remede disposoit le sang &
les humeurs à la dissolution scorbutique, aux fievres
intermittentes, & à la dysenterie, avoue cependant
que la méthode la plus généralement adoptée dans
l'Inde, est celle où l'on emploie le sublimé corrosif
sans faire saliver le malade. Selon lui, presque tous
les Médecins établis dans l'Asie se réunissent pour en
faire l'éloge, & c'est d'après ces exemples qu'il s'en
est servi avec succès sur des malades, dont il rapporte
la cure.

Ce témoignage est bien fait pour engager les
Créoles à faire administrer ce sel aux Negres, tant
pour la maladie vénérienne, que pour les autres
maladies de la peau. Le bon témoignage que plusieurs
d'entr'eux m'ont rendu de son efficacité, ajoute à
celui de M. Fontana; & quoi qu'en disent les détrac-
teurs de cette préparation, quand on l'emploiera
avec prudence, & qu'on aura soin d'en modifier
l'administration ou de la combiner avec les autres
traitemens, à raison des circonstances, on doit

s'attendre à guérir radicalement les malades à peu de frais, & sans les laisser absolument dans l'inaction ; trois choses bien essentielles pour les Créoles.

Il paroît que les Médecins & les Chirurgiens établis dans l'Inde, font aussi beaucoup de cas des préparations mercurielles contre d'autres maladies familieres dans ce pays ; c'est ce que nous apprend ce dernier Auteur, à l'égard de l'inflammation, l'empâtement & la chaleur excessive du foie. « La réflexion & l'expérience, dit-il, ont fait prévaloir depuis long-tems le traitement mercuriel, comme spécifique dans ces sortes de cas, quoique contre-indiqué en apparence. On pourra même croire qu'il en est de ce remede comme de celui de certains Empiriques ; mais la pratique, cette grande maîtresse des choses, a appris à tous les Médecins qui ont fréquenté les grandes Indes, que cette méthode est la plus sûre, la plus excellente, l'unique, en un mot, pour combattre ces sortes de maux, & que son efficacité n'est pas douteuse dans ces climats brûlans. On l'éprouve encore constamment en Europe, dans les hôpitaux de la Grande-Bretagne, où le nombre des malades revenus de l'Inde avec cette affection, est infiniment supérieur à celui de toutes les autres nations qui y font le commerce. Ce fait est attesté par le Docteur Lind, dans son Traité des maladies fréquentes dans les diverses parties des Indes orientales. D'ailleurs, l'utilité de cette méthode est confirmée chaque jour par le nombre des fujets guéris par le Docteur Gilbert Pafley , Médecin en chef des établiſſemens Anglois, ſur la côte de Coromandel , réſidant à Madras , auquel les malades atteints de cette affection ſont adreſſés de toutes les parties de l'Inde. Une expérience d'environ dix ans dans cette partie , lui a ſi bien fait connoître ce genre d'infirmité, qu'il a l'avantage de renvoyer ſes malades ſatisfaits du traitement en général, adminiſtré du reſte avec toutes les lumieres & la prudence d'un Médecin. »

Pluſieurs perſonnes , ajoute M. Fontana , peu convaincues de l'efficacité de cette méthode , accuſent le mercure de cauſer des dévoiemens , en ſe portant ſur le bas-ventre, & oppoſent des exemples de dyſenteries ſurvenues à la ſuite de l'adminiſtration de ce remede , qui s'eſt jeté dans les inteſtins. Néanmoins le calcul, en faveur de cette méthode , l'emporte toujours infiniment, ſi l'on conſidere le nombre de ſujets guéris & préſervés de la ſuppuration du foie , accident trop commun , principalement dans l'hépatite , & que l'on ne peut prévenir que par la ſalivation.

On a dû voir par ce que j'ai dit dans le corps de l'Ouvrage, ſur l'uſage du mercure dans cette occaſion, qu'il falloit uſer prudemment de ce remede ; c'eſt le ſentiment de M. de Villiers, Docteur Régent de la Faculté de Paris , à qui nous devons la traduction de la pratique de Londres , avec des notes pleines de sens & d'expérience ; le murmure élevé contre le trop grand usage du vif-argent, même sur les lieux où le Docteur Palley opere de si grandes cures, & que M. Fontana n'a pu se dissimuler, ajoute à la nécessité de cette circonspection.

En terminant cet article, je lis dans les papiers publics, que la poudre du Chevalier de Godernaux, & l'eau d'Acheres, ont pour base, l'une, le précipité blanc, & l'autre le sublimé corrosif ; voilà donc la combinaison de l'acide du sel marin & du mercure employé sous deux travestissemens différens. Nicole employoit du sublimé corrosif ; & d'autres qui prétendent traiter sans mercure, savent bien adroitement le glisser dans les boissons de leurs malades. C'est encore d'un sel mercuriel, avec excès d'acide, que tiennent leur qualité anti-vénérienne, une foule d'autres elixirs, sirops, eaux, dragées, robs, &c. &c. ; & j'ai vu plusieurs fois, même les personnes de l'art, qui avoient le plus écrit contre le sublimé corrosif & les autres préparations intérieures, y recourir au besoin par un retour tacite à l'évidence, qui concilioit modestement leur intérêt avec leur amour-propre. Que conclure de tout ceci ? c'est qu'il est difficile que toutes ces poudres, ces élixirs, ces dragées, aient pu avoir un débit même passager, sans un succès au moins apparent ; que malgré les craintes répandues contre ces spécifiques, le mal qu'ils ont pu causer, tout au plus en balanceroit

les bons effets, & qu'alors en arrachant ce médicament des mains ignorantes, en n'en accordant
l'adminiſtration qu'à des perſonnes éclairées, ſur-
tout en en défendant ſous les peines les plus rigou-
reuſes l'adminiſtration ſous forme ſeche, on peut
en tirer un très-grand parti. C'eſt ce que je n'ai ceſſé
d'oppoſer à ceux qui, emportés par un faux zele, ont
conclu à la défenſe du moyen, au lieu de prévenir
l'abus. Un Créole, à qui on venoit de faire naître
des craintes ſur l'uſage du ſublimé, m'aſſuroit qu'on
voyoit beaucoup plus de fluxions de poitrine à
Saint-Domingue, depuis qu'on s'étoit mis à traiter le
mal vénérien de cette maniere; un autre me faiſoit
des complimens ſans fin, pour l'avoir répandue.
Moins d'enthouſiaſme d'un côté, & moins de prévention de l'autre, euſſent mieux valu pour aſſeoir
un jugement auſſi important pour nos Colonies.

N°. VI.

Sur le Ver de Guinée.

« Les Negres suivant Desportes, sont sujets à une espece de ver rongeur, qui se forme entre cuir & chair, de la grosseur d'une des grosses cordes de basse de viole, & de la longueur de plus d'une aune. Ce ver se fait jour au dehors, par un petit dépôt qu'on ouvre, & lorsqu'on l'a rencontré, on le tourne au tour d'un petit bois, jusqu'à ce qu'on sente de la résistance. On le laisse alors, & on met de l'huile sur la partie. On fait tremper la jambe ou le bras dans l'eau, dont la fraîcheur contribue à favoriser l'expulsion de l'insecte. On réitere tous les jours la même manœuvre, jusqu'à ce qu'on soit au bout. S'il arrive qu'on le casse, il faut appliquer de bons cataplasmes sur la partie ; celui de fiente de vache est fort en usage pour en provoquer la sortie ou la suppuration qui peut y suppléer. J'ai un Negre à qui il en est sorti plus de cinquante ; j'ai vu les Negres sur des habitations, en être infectés, tandis que les voisins n'en avoient point. »

J'ai parlé de cette maladie à plusieurs Créoles, & à des personnes qui avoient occupé des places distinguées à Saint-Domingue ; aucun d'eux ne m'a paru avoir des connoissances bien exactes sur la nature de cette maladie ; le mot de ver de Guinée étoit étranger à plusieurs, & c'est la raison pour laquelle j'ai rapporté ici ce qu'en disoit Desportes. Le Mémoire de M. Bruce, que j'y joins, en les éclairant davantage sur ce sujet, prouvera par son rapport, avec ce que dit Desportes, combien ce dernier étoit observateur : son ouvrage écrit à la maniere d'Hippocrate, n'a pas fait fortune, parce qu'il est presque sans méthode, & que le texte extrêmement diffus, égare souvent, & décourage le Lecteur. J'ose pourtant assurer que le mérite de Desportes ne consiste pas seulement à bien décrire les plantes de Saint-Domingue, & à faire connoître la maniere de les appliquer dans l'art de guérir comme on l'a pensé ; il y a dans les deux autres volumes de son Traité des maladies de ce pays, d'excellentes vues, des détails de pratique très judicieux, quelquefois aussi des erreurs : mais qui n'en commet pas ? L'entreprise de Desportes, en écrivant sur une matiere neuve, ressemble assez à un défrichement, où l'agriculteur même le plus instruit en améliorant un terrain inculte, n'est pas toujours également heureux dans l'exécution.

Mémoire

MÉMOIRE *de* M. Bruce, *Voyageur Anglois, fur le Ver nommé* Vena Medina.

Le ver connu des Médecins Arabes, fous le nom de *Vena Medina*, & par les Arabes du pays, fous celui de *Faroum Teit*, ou *Ver de Pharaon*, étoit ainfi nommé d'une ville d'Arabie, diftante de trois journées de chemin, où eft le tombeau de Mahomet. Ils croient que cette maladie, la petite-vérole, & quelques autres, étoient inconnues avant la venue de cet impofteur.

Aga Thareide le Gnidien en a pourtant parlé, plufieurs fiecles avant l'ère chrétienne, comme d'une maladie endémique fur les côtes de la mer Rouge : auffi eft-elle commune dans l'Arabie Déferte, fur les côtes du golfe Perfique, & dans la péninfule des Indes : elle regne encore fur les côtes d'Afrique & dans toute cette lifiere de terre baffe & brûlée, qui entoure cette partie du monde depuis l'Océan jufqu'à la Méditerranée ; elle s'étend dans l'intérieur du pays, & même à Darfour, Salé, Bargina en Nubie, & jufques dans l'Egypte.

La reffemblance que ce ver a avec une veine & un tendon, lui a fait donner le nom de *veine* ; mais cette reffemblance n'eft pas toujours exactement la même : quelquefois il eft blanc comme le lait, luifant & femblable aux extrémités des ligatures des mufc'es ; d'autres fois il eft de couleur bleue, tranfpa-

O

rente, vitrée. De façon ou d'autre, il mérite affez le nom qu'on lui a donné : il paroiffoit être de ces deux couleurs dans ma jambe.

Dans tous les pays d'Afrique & d'Afie, que j'ai nommés, on boit de l'eau ftagnante. Les pluies tropicales qui tombent des montagnes, viennent croupir dans les plaines, parmi les fables. . . . Baffora & la côte de Perfe font à la vérité en deçà du Tropique ; mais les peuples de ces pays n'ont pour boire que des eaux ftagnantes qu'ils trouvent également parmi les fables.

Les pays montagneux, voifins de ceux que j'ai nommés, ne connoiffent pas ce ver. L'Abiffinie & la partie élevée de l'Arabie Heureufe, n'en font point attaquées ; mais les peuples qui en defcendent pour vivre quelque tems au bord de la mer, dans ce pays aride & fablonneux, comme en Nubie, en font infectés.

Je n'ai point été incommodé de cette maladie, en Arabie, quoique j'aie féjourné quelque tems au bord de la mer. En Abiffinie, on ne la connoît guere ; mais je crois en avoir été attaqué en traverfant le défert de Nubie, & le pays de Fuerges.

Le premier d'avril, cinq mois après être forti de la Nubie, je fentis une démangeaifon au-deffus du gras de ma jambe, & l'ayant grattée un peu, elle me parut s'enfler comme par la piqûre d'un coufin ; le ver parut alors parfaitement blanc.

Le lendemain, cette petite plaie avoit très-peu d'inflammation ; mais je ne sentois ni douleur ni démangeaison. Le ver ne faisoit aucune tentative pour sortir . . . . . . De cette époque jusqu'au 2 de Mai, je n'appliquai rien sur ma plaie, qui étoit humide par l'épanchement d'une lymphe assez abondante.

Je m'embarquai alors pour revenir en Europe. Ayant passé partie de la nuit sur le pont du navire, en voulant me retirer, je me trouvai le genou si roide, que je ne pouvois marcher. Je me déshabillai, & je vis sur la rotule une tumeur de la grosseur d'un œuf, presque sans inflammation, mais qui me faisoit ressentir une douleur très-forte.

Par les conseils de quelques Arabes, je m'appliquai un cataplasme de graine de lin. Après une nuit passée dans de très grandes douleurs, le ver sortit de la longueur d'un pouce & demi, d'une couleur livide & transparente, mais différente de ce qu'elle m'avoit paru la premiere fois. Pendant les deux jours suivans, le ver continua de sortir environ de la longueur d'un pouce par jour. L'enflure & les douleurs augmenterent à chaque instant, de maniere que, quoique la blessure fût dans la partie extérieure du gras de la jambe, à quatre pouces au-dessous du genou, la cuisse, la jambe & le pied furent enflés & tendus, au point que je ne pouvois supporter le drap de mon lit sans crier. L'inflammation n'étoit pas considérable ailleurs qu'à l'ouverture de la plaie, qui étoit d'un rouge foncé, & qui rendoit du pus.

Après quatre jours, le Chirurgien du navire ôtant brusquement le cataplasme de lin, rompit le ver; & cette nuit, toute la jambe, depuis la rotule en bas, enfla tellement, que du genou au talon, elle étoit d'une égale grosseur. Je fus dans cet état durant cinquante-huit jours. Après plusieurs remedes & cataplasmes d'herbes émollientes, sans aucun succès, & souffrant beaucoup, je vis une partie de la tumeur plus élevée que le reste : je la pressai avec le doigt, & il en sortit environ trois onces de pus & de sanie. Je continuai à presser de même ma jambe avec les doigts, à plusieurs reprises, & le reste du ver sortit. La plaie se ferma la même nuit, les douleurs diminuerent, & il ne resta d'enflure qu'au genou. Il parut après plusieurs tumeurs au-dessous de la rotule; il y avoit apparence qu'il s'y formeroit quelque dépôt, mais elles se sont dissipées. Le genou ne reprend que très-lentement sa force; il est même encore très-foible, quoiqu'il se soit presque écoulé deux mois depuis que la plaie s'est fermée.

Le ver s'étoit logé dans le tissu cellulaire; il n'a jamais pénétré plus profondément. L'inflammation qu'il occasionnoit en se pourrissant, après qu'il eut été rompu, s'étendoit aux ligatures & aux muscles du genou & du jarret, & causoit des douleurs aiguës. Ces mêmes muscles ayant été fortement relâchés par l'enflure , & l'application récidive des cataplasmes émolliens , n'ont pas repris leur ancien ton. C'est-là la cause de la foiblesse que je ressens encore.

Ceux qui croient que le ver de Guinée est le même que celui-ci , disent qu'il faut commencer par donner le mercure en petite quantité pour tuer le ver , & après l'extirper avec la lancette (qui est le meilleur remede en certain cas). Le mercure me paroît superflu ; car le ver paroissant être sans mouvement , on l'ôtera avec la lancette , tout en vie , tandis qu'au contraire en le tuant avec le mercure , si on ne l'enleve pas au moment même de sa mort , il commencera à se pourrir à l'instant , & il occasionnera des inflammations , des sinus & des ulceres.

Comme il arrive souvent que le ver se loge aux parties tendineuses du corps , où il est dangereux d'employer la lancette , il me semble qu'il est en quelque façon nécessaire de venir aux usages ordinaires du pays où cette maladie regne , c'est-à-dire, de l'entortiller sur des brins de soie , peu-à-peu , chaque jour , prenant bien garde de le rompre. Aussi, quand on a cette patience & cette adresse , sort-il quelquefois long de trois ou quatre pieds sans inflammations , & avec très-peu de douleur. Celui que j'ai eu pouvoit avoir tout au plus deux pieds de longueur.

Dans les pays où l'on a lieu de craindre cette maladie , je crois qu'il seroit à propos de prendre à la fin de l'hiver quelque espece de remede mercuriel , comme le fublimé-corrofif , ainfi qu'il eft ordonné par Van Swieten, diffous dans l'efprit de vin. De très-petites dofes de ce remede , qui eft à bon marché, tueront les œufs avant qu'ils n'éclofent , & ils ne pourront caufer alors qu'une ou deux puftules par leur pourriture.

Les Banians , aux Indes orientales , font les feuls qui favent faire fortir le ver promptement & de lui-même. Je les ai vu appliquer des cataplafmes de cer-taines feuilles , aux perfonnes incommodées de cette maladie dans l'Arabie Heureufe, &j'ai vu le lendemain le ver entier fur le cataplafme , fans que la jambe eût rien fouffert. Ils difent que ces feuilles ne viennent que fur les côtes de Malabar , & ils font très-jaloux de leur fecret. Il eft cependant probable que ces feuilles fe trouvent par-tout où cette maladie eft en-démique. J'ai éprouvé toutes celles qui reffembloient aux feuilles employées par les Banians , mais toujours fans fuccès.

Dans tous les pays où cette maladie eft commune , on dit qu'elle y vient des œufs d'animaux dépofés dans les eaux ftagnantes , & que ces œufs avalés en-gendrent dans l'eftomac des vers qui , parvenus enfin à leur grandeur , pénétrent dans différentes parties du corps. C'eft le faux fyftême de quelques Chirur-giens qui ont traité des Negres à la côte de Guinée & aux Colonies ; il ne mérite pas d'être réfuté. En effet , comment un ver de trois à quatre pieds de longueur perceroit-il l'eſtomac, & bleſſeroit-il tant de parties ſenſibles, pour parvenir à la jambe, & même à la plante des pieds, ſans occaſionner aucune douleur, aucun dérangement aux parties ? Par quel procédé arriveroit-il au tiſſu cellulaire du bras, après avoir percé toutes les tuniques de l'eſtomac, ſans qu'on s'en apperçût, tandis que, logé dans le gras de la jambe, loin des parties ſenſibles, il n'y peut reſter même en repos, ſans y cauſer les douleurs les plus vives ? S'il venoit de l'eſtomac, il lui feroit plus facile de ſe loger dans la membrane adipeuſe, où il trouveroit plus de nourriture, & de même eſpece que celle qu'il cherche dans le tiſſu cellulaire de la jambe ou du bras.

Mais quoiqu'il ne vienne pas de l'eſtomac, il eſt très-certain qu'il prend ſon origine dans les eaux croupiſſantes, puiſqu'il n'eſt pas connu dans les lieux où l'on n'uſe que d'eau de riviere ou de fontaine. Je crois avoir reconnu l'animal qui le produit, il reſſemble à une punaiſe ; les deux pieds de devant ſont armés de ſerres, & il a au muſeau une ſorte de forceps, avec lequel il déchire & bleſſe. Cet animal ſe trouve dans l'eau ſtagnante ; il s'attache aux jambes & aux bras, qui, dans les pays chauds, ſont les parties les plus conſtamment nues & lavées le plus fréquemment. Il y dépoſe ſes œufs dans le tiſſu cellulaire, juſqu'au printems qui les fait éclore.

F I N.

www.ingramcontent.com/pod-product-compliance
Lightning Source LLC
LaVergne TN
LVHW011943180726
843502LV00005B/1320